Elfriede Huber

KRÄUTERSALZE FÜR FUSSBÄDER

Reichtum ist viel,
Zufriedenheit ist mehr,
Gesundheit ist alles.

READ GLOBAL BUY LOCAL

MIX
Papier | Fördert gute Waldnutzung
FSC® C118234
FSC www.fsc.org

ISBN 978-3-99025-448-6

Layout: freya_art, Mag. Regina Raml-Moldovan
Lektorat: Mag. Dorothea Forster
Fotos: weitere siehe Seite 128

printed by GPS-Group

Anmerkung: *Alle in diesem Text enthaltenen Anregungen, Beschreibungen, Tipps und Rezepte wurden mit großer Sorgfalt zusammengestellt und getestet. Dennoch kann aufgrund unterschiedlicher Rohstoffe, Ausgangsbedingungen und individueller Fähigkeiten nicht garantiert werden, dass die Informationen auf Ihre Situation zutreffen. Daher kann keinerlei Haftung für etwaige Verletzungen, Verluste oder andere Schäden übernommen werden, die aus der Verwendung der in diesem Text angebotenen Informationen resultieren.*

Elfriede Huber

Kräutersalze für Fußbäder

ALLE REZEPTE MIT DEM FEINSTEN AUS DER NATUR

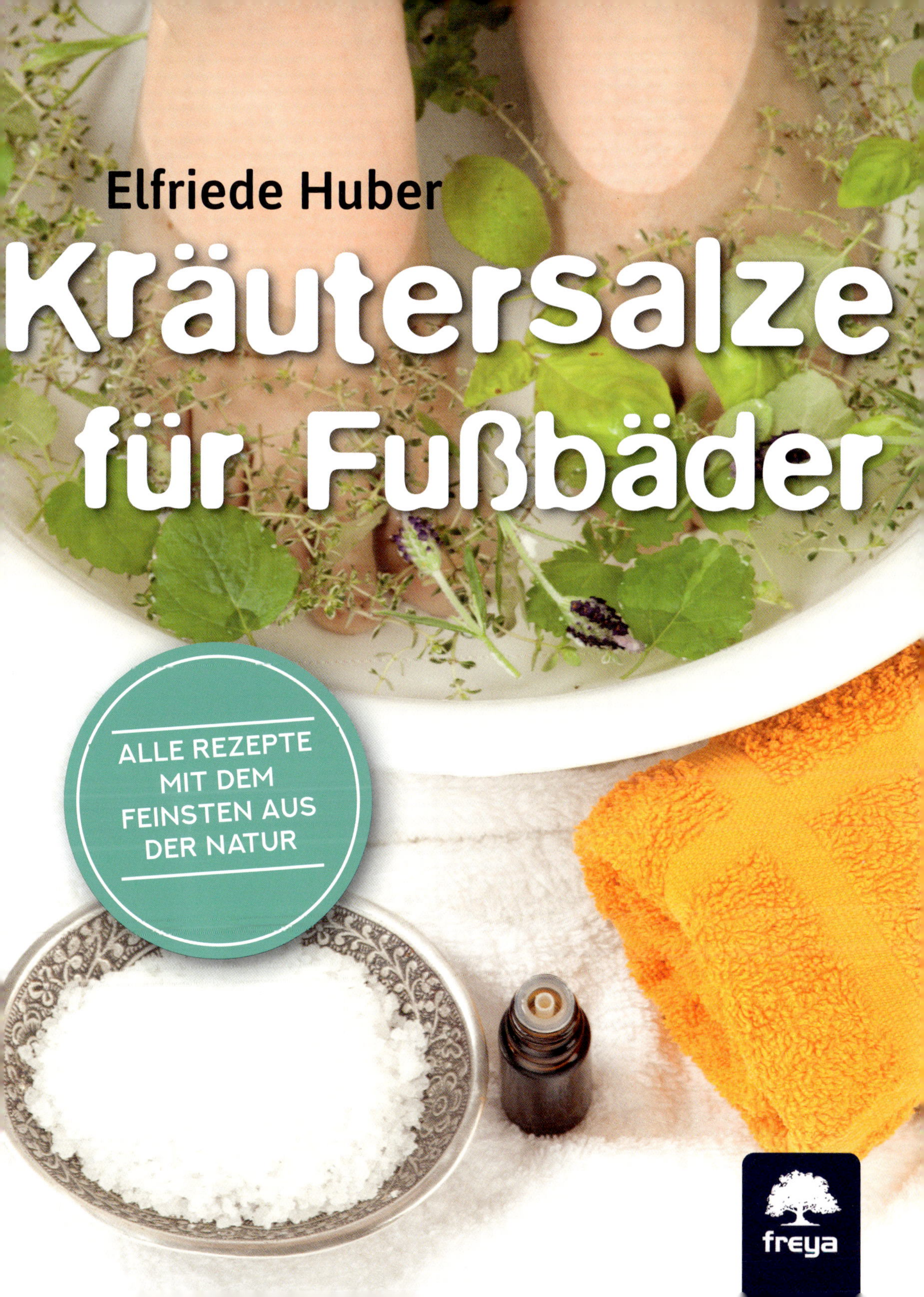

freya

Inhaltsverzeichnis

Einleitung 9

Kräutersalze für Fußbäder 11

Salze 11

Fußbad – Zuwendung für den ganzen Körper 12

Vom Samen zum Heilsalz 14

Anzucht 15

Übersiedlung 16

Ernte 17

Trocknen und Konservieren der Kräuter 18

Qualität der Salze 18

Prinzip der Zusammenstellung 21

Erste Abfüllung 22

Verpackung und Etikettierung 22

Praktische Anwendung 23

Kaltes Fußbad 23

Warmes Fußbad 24

Herstellung von Kräutersalz 25

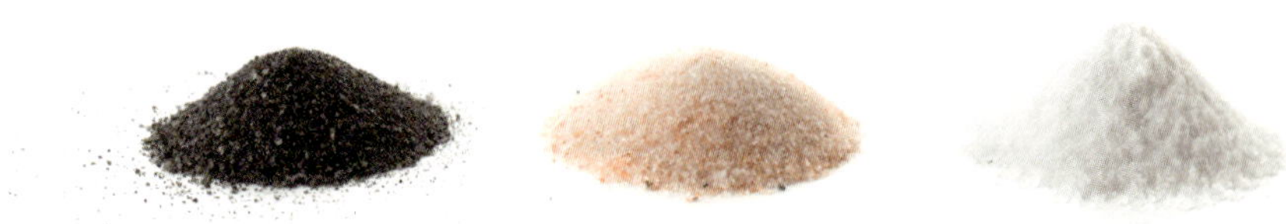

Rezepte

Jahreszeitensalze 28

Frühlingserwachen 29
Sommerlaune 30
Herbststimmung 31
Winterruhe 32

Jahreskreissalze 34

Fastenzeitsalz / Wehmutstropfen 35
Ostersalz 37
Advent- und Weihnachtssalz 38
Raunächtesalz 39
Neujahrssalz 40

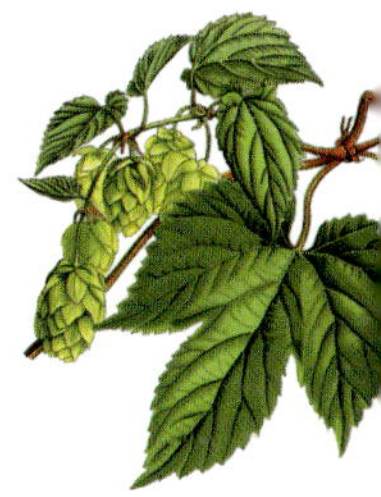

Gesundheitssalze 42

Beruhigungssalz 43
Cholesterinsalz 45
Desinfektantssalz 46
Durchblutungssalz 47
Entgiftungssalz 48
Entspannungssalz 49
Erkältungssalz 50
Fersenspornsalz 51
Harnwegesalz 52
Hautbildsalz 53
Hautsalz 54
Hornhautbändigersalz 55
Immunsystemsalz 57
Migränesalz 58
Muntermachersalz 60
Notfallsalz 61
Schutzengelsalz 62
Schweißfüßesalz 63
Stoffwechselsalz 64
Verdauungssalz 65
Verletzungssalz 66
Verspannungssalz 67
Virenkillersalz 68

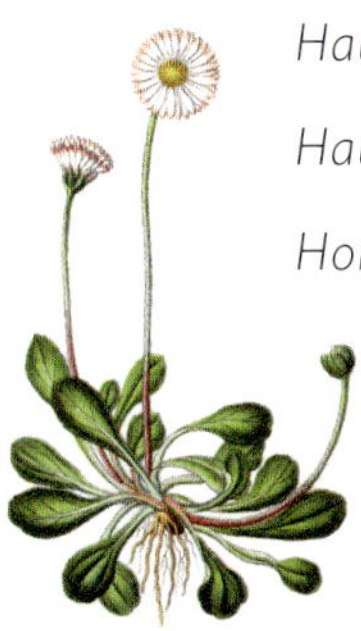

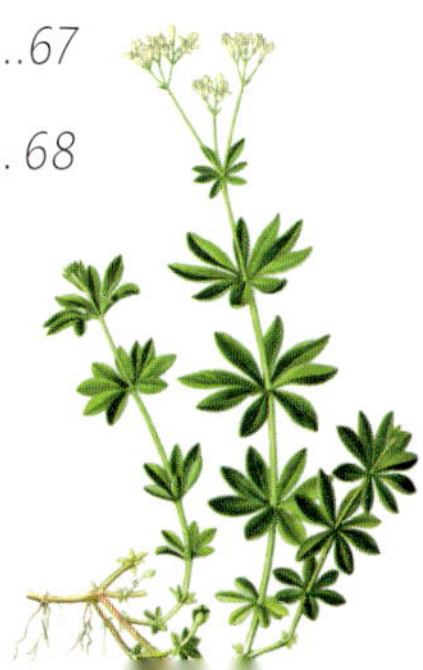

Geburtstagssalze 70

Kristalle 71

Januar 72
Februar 74
März 76
April 78
Mai 80
Juni 82
Juli 84
August 86
September 88
Oktober 90
November 92
Dezember 94

Sondersalze 97

Babybadesalz 98
Energiebadesalz 101
Herzwohlsalz 102
Kräuterhexensalz 104
Männersalz 105
Musikantensalz 106
Muttertagssalz 107
Pensionierungssalz 109
Sportlersalz 110
Valentinssalz 111
Vilser Stadtsalz 112

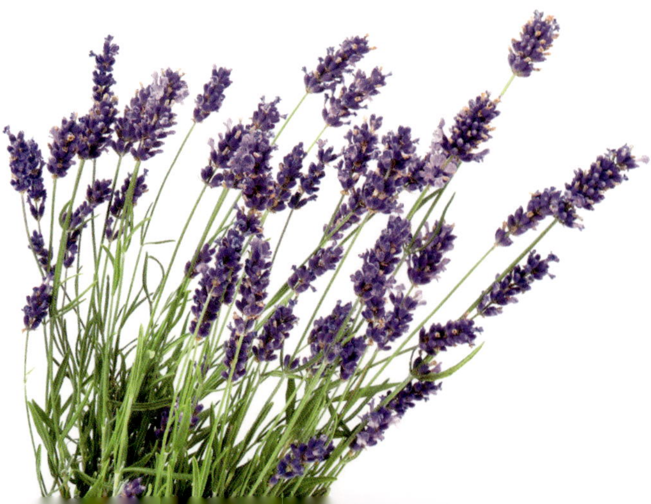

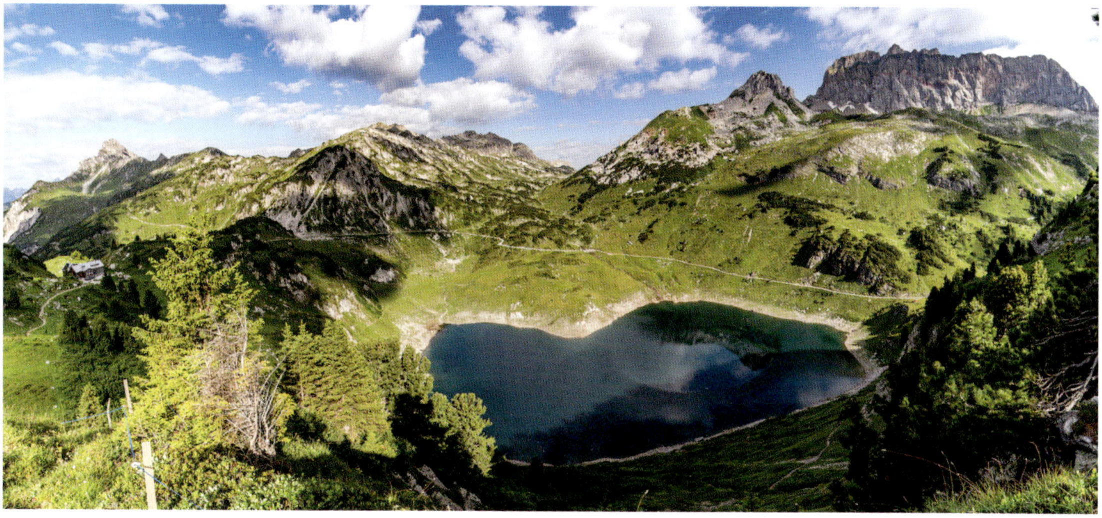

Lechtal-Salze 114

Almwiese *115*

Am Lech entlang *115*

Bergkräuter *115*

Bergwald *116*

Dankeschön *116*

Gute Besserung *117*

Zirbenduft *117*

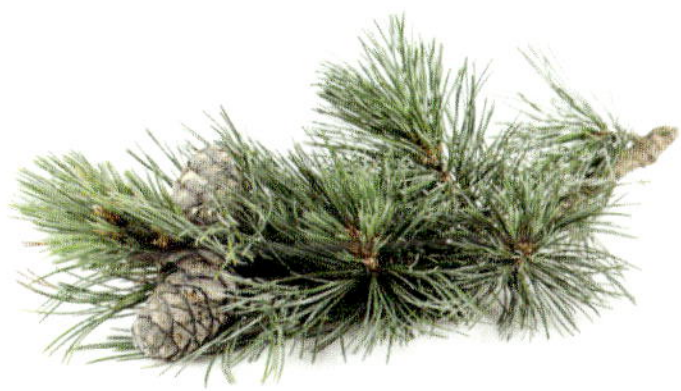

Übersicht und Kurzfassung 118

Quellenverzeichnis 126

Danke 127

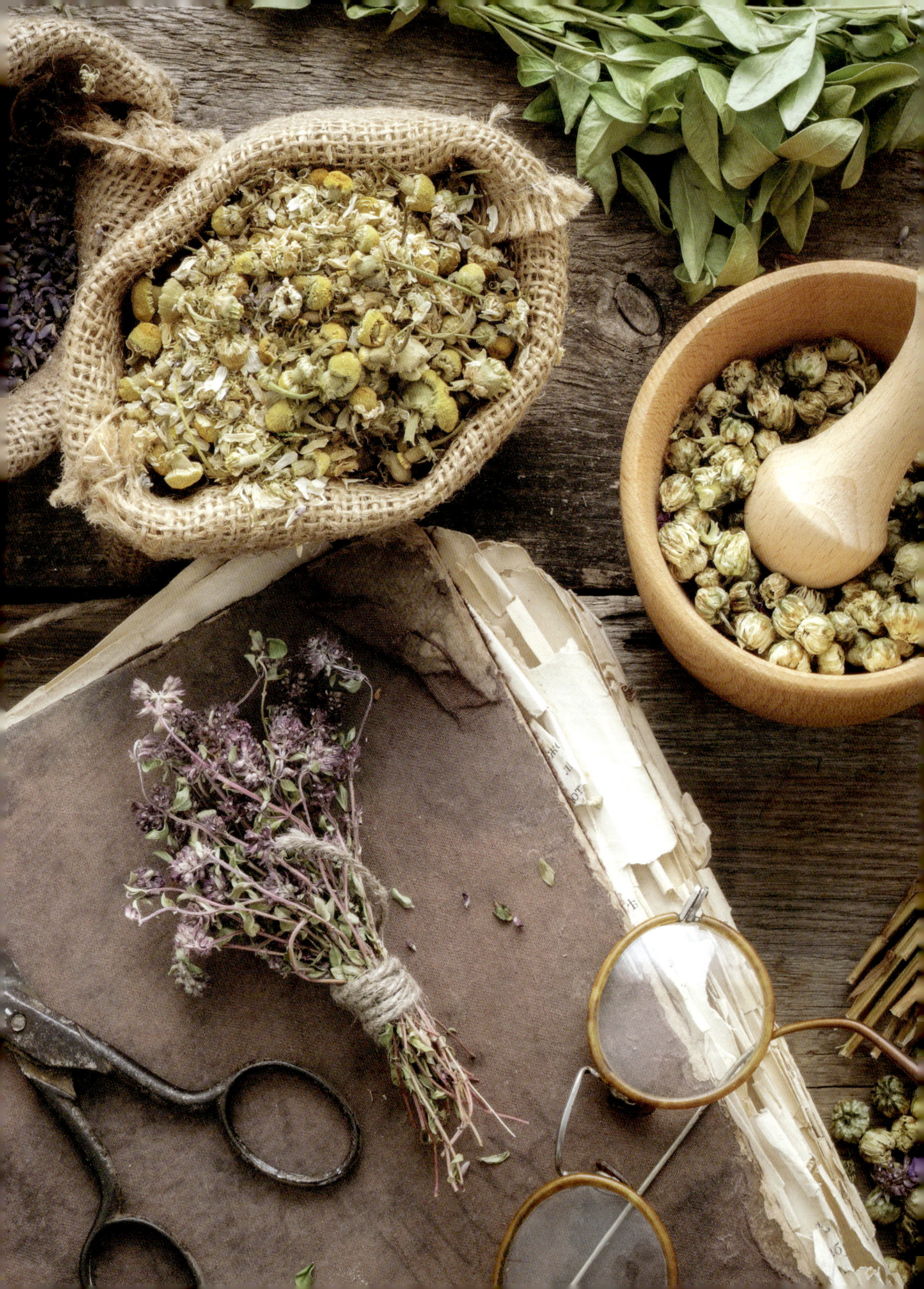

Einleitung

Seit Urzeiten beschäftigen sich die Menschen mit der Natur, mit den Pflanzen und den Kräutern, mit ihrer Gesundheit und mit dem Bemühen, diese zu stärken und zu erhalten.

Weise Menschen wie zum Beispiel Hildegard von Bingen, Maria Treben, Paracelsus, Hippokrates, Kräuterpfarrer Weidinger, Rudolf Breuss oder Gertrude Messner haben im Laufe der Geschichte die positiven Wirkungen der Pflanzen beschrieben.

Und alle waren sich darin einig, dass vorbeugen besser als heilen sei.

Vorbeugen und damit sich
und seiner Gesundheit
etwas Gutes tun,
kann man zum Beispiel
mit wohltuenden Fußbädern
aus Natursalzen,
vermischt mit Kräutern.

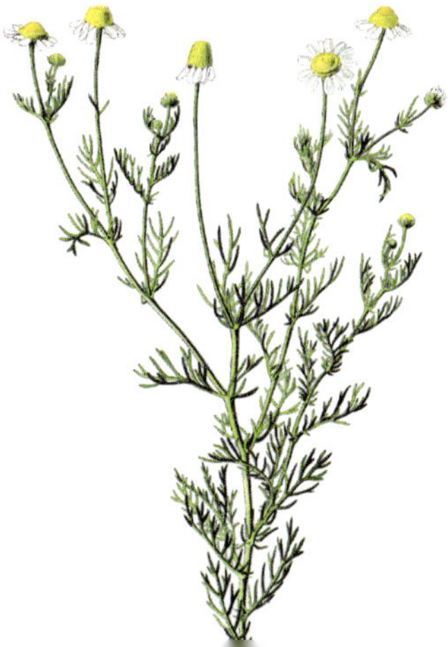

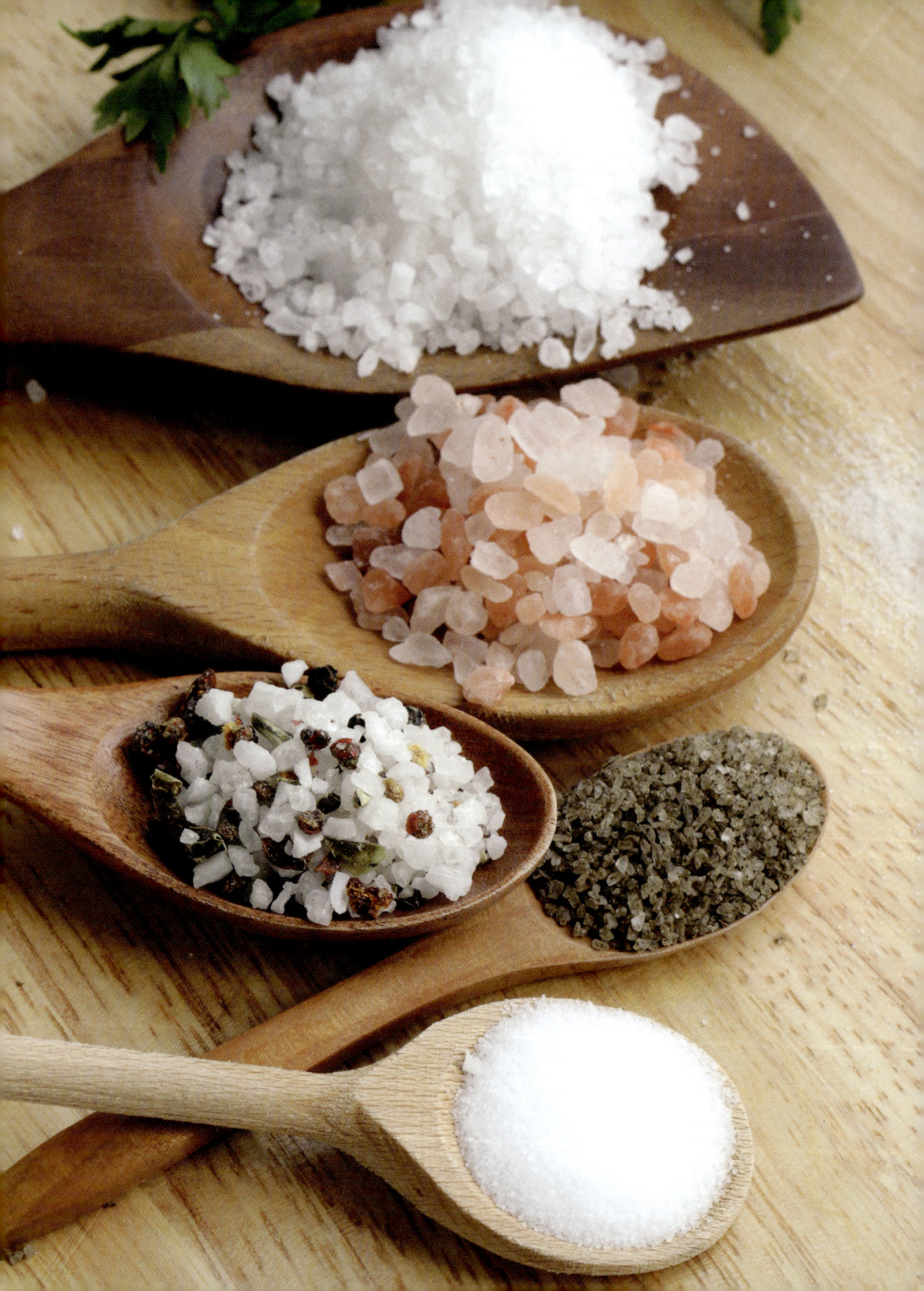

Kräutersalze für Fußbäder

Spezielle Salze für **Fußbäder** werden von mir aus unterschiedlichen reinen Natursalzen mit getrockneten Kräutern und/oder Kräuterölen von Hand hergestellt.

Kräuter und Pflanzen unterstützen unsere Gesundheit. Zum Kochen verwenden wir Kräuter, die zu den jeweiligen Speisen passen, die unser Essen verfeinern und unserem Körper schmecken und guttun.

Zur Körperpflege können wir nach demselben Prinzip Kräuter und Pflanzen einsetzen und uns so selber verwöhnen. Wichtig ist in diesen Fällen, dass der Geruch angenehm sein muss. Man muss etwas gern riechen mögen, damit es auch wirken kann.

Salze

Salz ist wohl eines der ältesten Lebensmittel und eines der elementarsten. Es wurde einst wie Gold gehandelt.

TATSÄCHLICH ABER IST ES WERTVOLLER ALS GOLD.

Salz ist an vielen Prozessen im menschlichen Körper beteiligt. Nur wenn das Spannungsgleichgewicht von Salzen und Wasser im Körper weitgehend konstant bleibt, ist ein reibungsloser Ablauf des Stoffwechsels gewährleistet.

Fußbad – Zuwendung für den ganzen Körper

Samuel Hahnemann, der Begründer und Wegbereiter der Homöopathie, hat bereits zu Beginn des 19. Jahrhunderts Salze als Grundlage für seine wissenschaftlichen Forschungen eingesetzt und für Heilmittel verwendet.

Seine Vermutung, dass dieselben Arzneien in sehr kleinen Mengen verabreicht beim Kranken Symptome lindern, die sie in größeren Dosen beim Gesunden hervorrufen, bestätigte sich immer wieder. Daraus entwickelte er seine Ähnlichkeitsregel. Seinen Erkenntnissen verdanken wir Mittel wie Globuli und Schüßlersalze, die Sie natürlich auch für Fußbäder verwenden können.

Fußbäder gehören zu den Anwendungen der *Hydrotherapie* (Wassertherapie). Ihre wohltuende Wirkung ist bekannt. Der Wasserdoktor und Kräuterpfarrer Sebastian Kneipp therapierte Mitte des 19.Jahrhunderts damit. Bewährt haben sich warme, kalte und ansteigende Fußbäder sowie Wechsel-Fußbäder. Ebenso wie die Wassertemperatur kann auch der verwendete Zusatz, dessen Wirkung über die Poren der Haut in den Körper gelangt, bei Fußbädern variieren. Temperatur und Zusatz beeinflussen die Wirkung der Anwendung – diese kann von entspannend bis anregend, wärmend oder kühlend, antibakteriell, hautpflegend und vieles mehr sein.

So kann zum Beispiel ein warmes Fußbad vor dem Schlafengehen nicht nur die kalten Füße, sondern den ganzen Körper wärmen und mit einem entspannenden Lavendel- oder Melissenkräuter-Zusatz zu einem erholsamen **Schlaf** verhelfen.

Bei **Erkältungen** kann ein sehr warmes Fußbad mit Eukalyptus oder Minze wohltuend die Schleimhäute beruhigen und damit zu freierem Atmen beitragen.

Wenn sich die **Blase** nur schwer oder unter Schmerzen entleert, kann ein warmes Fußbad mit Preiselbeeren erlösend wirken. Und wenn Sie dazu noch warmen Preiselbeersaft trinken, wird die Blasenentzündung wohl wenig Chancen haben.

Salzfußbäder tragen generell zur Entgiftung des Körpers und damit zur Stärkung der Gesundheit bei. Die Entgiftung hilft dem Körper der Übersäuerung entgegenzuwirken und damit Schmerzen zu lindern; denn sauer macht zwar lustig, aber übersäuert macht krank.

Aber Vorsicht: Nicht jedes Fußbad ist für jeden Menschen in jeder Situation geeignet. Vor allem gilt, dass die Fußbäder die Gesundheit unterstützen und nicht die Krankheit heilen!

- So sollten zum Beispiel werdende Mütter verschiedene Kräuter meiden, um ihr Baby nicht zu gefährden.
- Menschen mit Herz- und Gefäßerkrankungen oder mit Venenproblemen sollten heiße Fußbäder meiden, weil diese ihren Organismus zu sehr belasten würden.
- Kalte Fußbäder sind auch nicht für jeden Menschen geeignet und sollten besonders bei Bluthochdruck, bei Harnwegsinfektionen oder bei Erkältungen vermieden werden.

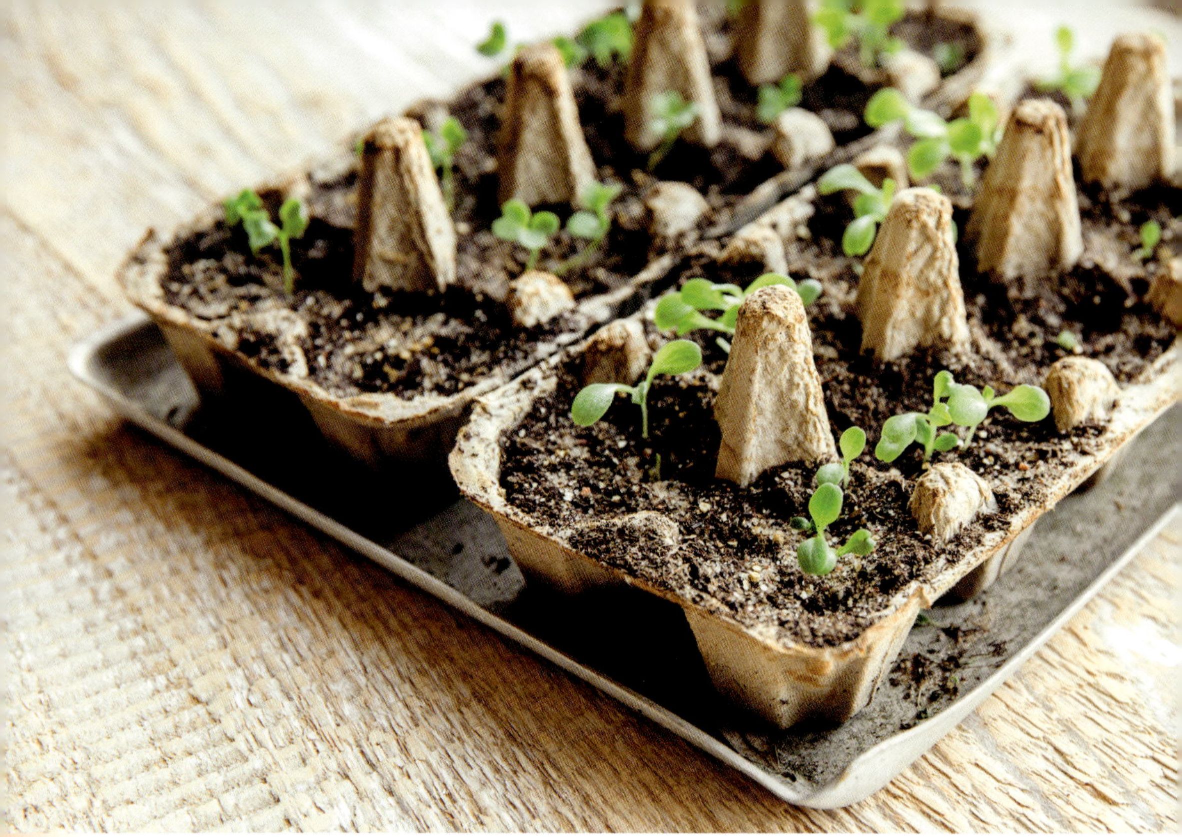

Vom Samen zum Heilsalz

„Suchst du das Größte, das Höchste? Die Pflanze kann es dich lehren", meinte schon Friedrich Schiller

Speziell die für die Gartenarbeit nicht so geeignete Winterzeit nutze ich dazu, Pflanzenlexika zu studieren, um meine persönliche Wunschliste für geeignete Pflanzen zu erstellen.

Samen für die Kräuter des Heilsalzes gewinne ich zum Teil aus eigenen Pflanzen und den Mehrbedarf beziehe ich aus biologischer Samenzucht.

Anzucht

Die Anzuchtschalen befülle ich mit Erde, lasse diese *atmen*. Erst dann werden die Samen hineingestupft, leicht angegossen und an einen etwas dunkleren Platz im gut temperierten Gewächshaus oder im Wintergarten gestellt. *Ich achte dabei auf das Jungfrau-Sternzeichen im zunehmenden Mond.*

Samen, die bereits im Winter ausgesät werden, lasse ich vorerst im Wintergarten keimen. Sobald es die Temperatur zulässt – meist gegen Ende März – kommen sie ins Gewächshaus.

Bis die Samen keimen und die ersten Triebe aus der Erde herausschauen, *besuche* ich sie regelmäßig und kontrolliere die Erde auf pH-Wert, Feuchtigkeit, Schimmelbefall und Schädlinge.

Die Pflänzlein werden, solange sie noch sehr klein und empfindlich sind, im Wintergarten gehalten und dort mit leicht basischem Aktivwasser (ich verwende ein Aquion-Gerät) gegossen. Dieses Wasser ist hochwertig gefiltert, behält dabei aber seine Mineralien und ist so vital wie Quellwasser.

Wenn die Pflanzen groß und kräftig genug für einen Pflanztopf sind, werden sie aus den Anzuchtschalen in einzelne Pflanztöpfe umgepflanzt. Bei zusätzlichem Bedarf greife ich auf Pflanzen aus Heilkräuter-Gärtnereien zurück.

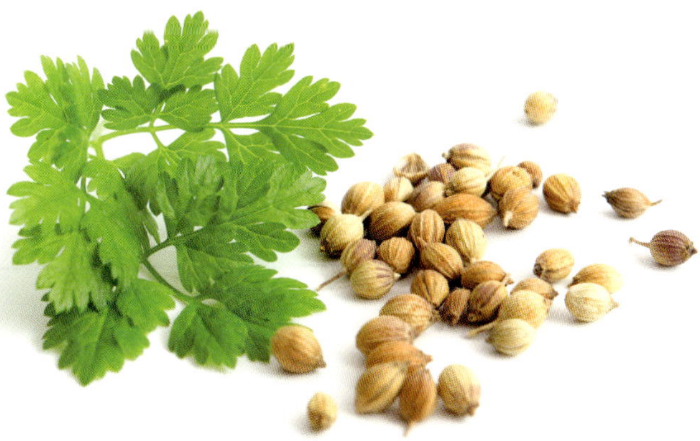

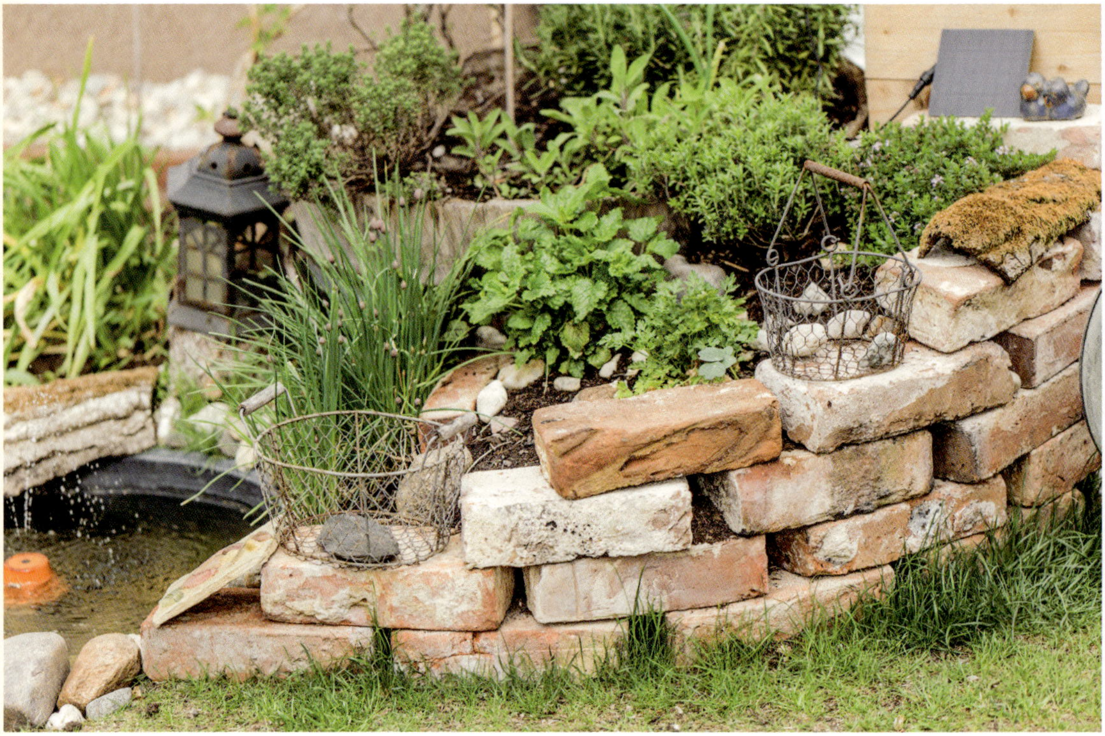

Übersiedlung

Sobald die Pflanzen Wurzeln geschlagen haben, wandern sie in den Garten – entweder ins Gewächshaus, in ein Hochbeet oder in die Kräuterspirale.

Ins Freilandbeet werden sie erst nach den Eismännern gepflanzt.

Unsere Schildkröten Demetra, Penelope, Bibiana und Walburga verbringen den Winterschlaf im Keller und genießen die erste Aufwachphase im Wintergarten und wandern mit den Pflanzen in den Garten.

Dort bekommen sie Regenwasser oder Wasser aus unserem Brunnen, dem fallweise effektive Mikroorganismen zugesetzt werden. Diese werden aus dem eigenen Kompost hergestellt. Um das Wachstum der gesunden Triebe in keiner Weise zu behindern, ist es mir wichtig, abgestorbene Blätter oder Blüten regelmäßig zu entfernen.

Ernte

Die Ernte erfolgt je nach Größe und Reife der Gewürze/Blüten. Manche Pflanzen, wie z. B. die Zitronenmelisse oder die Minzen wachsen sehr schnell nach, wenn sie richtig geschnitten werden. Deshalb können sie mehrmals im Sommer abgeerntet werden.

Bei zunehmendem Mond nehmen die Pflanzen noch viel Energie und Kraft auf. Bei abnehmendem Mond ziehen sich die Pflanzen in sich zusammen und benötigen weniger Zeit und Energie für den Trocknungsvorgang. Ich ernte sie daher am liebsten in der Phase des abnehmenden Mondes.

Beim Ernten kommen die Pflanzen in einen Korb und werden spätestens einige Stunden danach weiterverarbeitet.

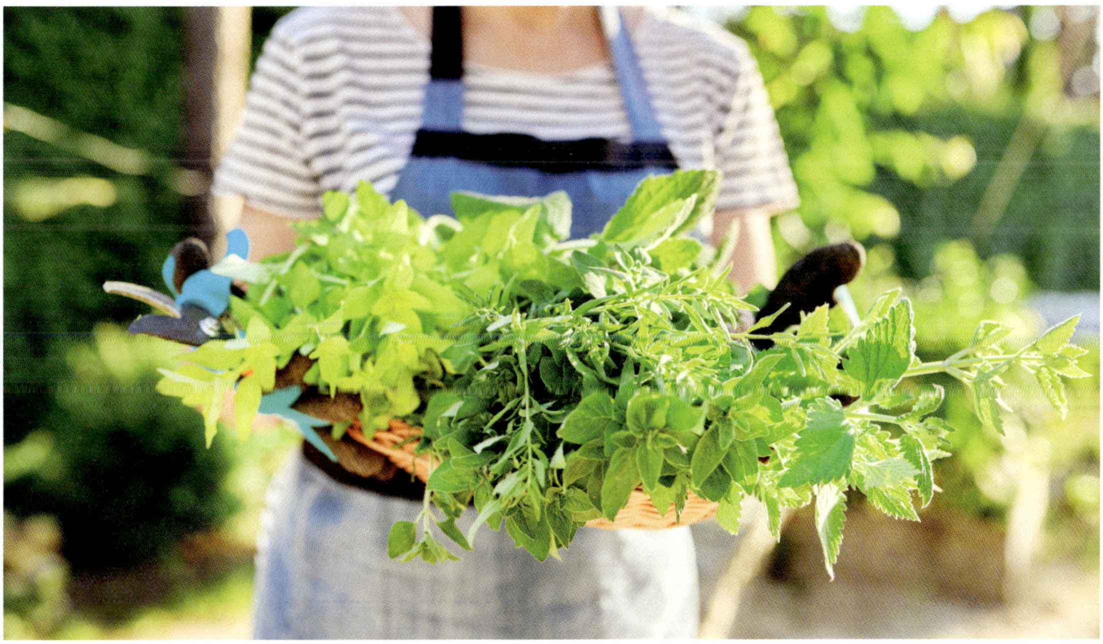

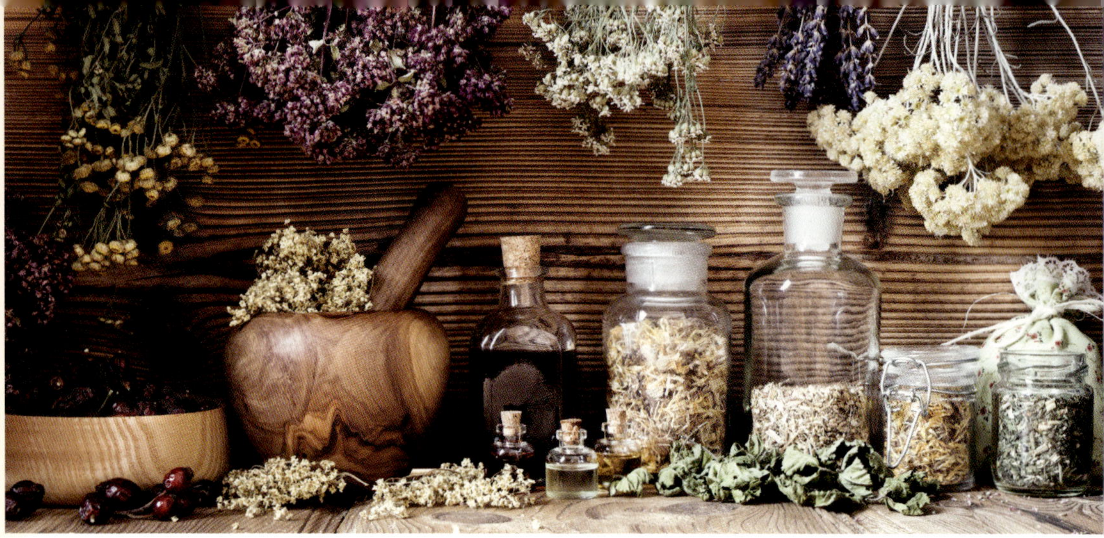

Trocknen und Konservieren der Kräuter

Bei ca. 40 bis 50 °C trockne ich die Pflanzenteile über mehrere Stunden im Dörrapparat oder im Backofen, um sicherzugehen, dass keine Flüssigkeitsreste übrig bleiben, die die Haltbarkeit beeinträchtigen würden.

Die gedörrten Pflanzenteile werden gemörsert und/oder grob zerkleinert, bevor sie in die dafür vorbereiteten Gläser zur Aufbewahrung abgefüllt werden. Getrocknete Pflanzenteile lieben dunkle Aufbewahrung. Dies hilft ihnen, ihre Energie und Kraft länger zu speichern. Ich fülle sie in dunkle Gläser ab, beschrifte diese und stelle sie an einen trockenen Platz ohne direkte Sonneneinstrahlung.

Qualität der Salze

SALZ IST NICHT GLEICH SALZ.

Ich achte beim Kauf auf gute Qualität. Ich verwende verschiedene Salze, da meiner Meinung nach nicht jedes Salz für jede Mischung geeignet ist. Salz wird im Allgemeinen in Kübeln oder Säcken geliefert. Für meine Arbeit hat sich die Aufbewahrung in Gärtöpfen am besten bewährt.

BASENSALZ: Ein Basen-Fußbad ist wunderbar geeignet, wenn man den gesamten Organismus reinigen und entlasten will. Man muss sich vor Augen halten, wie effektiv der Körper über die Fußsohlen entgiftet. Die Fußsohlen haben pro cm2 ca. 600 Schweißdrüsen und tragen dazu bei, unerwünschte Stoffe zu beseitigen. In der Naturheilkunde nennt man die Fußsohlen *Hilfsnieren*, weil so viel Unrat durch sie aus dem Körper geschafft wird. Basensalz besteht entweder aus dem Toten-Meer-Salz oder aus Natron. Beide Zutaten erhält man in Apotheken oder Drogerien.

HIMALAYASALZ: ist ein rosafarbenes Steinsalz, welches ursprünglich aus der Himalaya-Region stammt, inzwischen jedoch mehrheitlich in Zentral-Pakistan gewonnen wird. Im Gegensatz zum herkömmlichen Speisesalz weist es geringe Spuren zusätzlicher Mineralstoffe auf.

KOCHSALZ: ist industriell gefertigtes und raffiniertes billiges Salz.

MEERSALZ: ist aus Salzwasser in Salzgärten oder durch andere Verfahren gewonnenes Salz. Entgegen seinem Namen wird Meersalz nicht immer aus Meerwasser abgeschieden, sondern kann auch aus dem Wasser von Salzseen, d. h. salzigen Binnengewässern, stammen.

NATURBELASSENES STEINSALZ/KRISTALLSALZ: Steinsalz lagert unter der Erde. Es wird in Salzbergwerken aus dem Stein geschlagen.

QUELLSALZ aus Portugal: Es handelt sich um 100 % naturbelassenes kristallines Natursalz aus einer natürlichen Steinsalz-Solequelle, das frei von künstlichem Jod und Fluor, Zusätzen und Rieselhilfen ist. Es wird von Hand geerntet, ist weder raffiniert noch industriell aufbereitet.

SIEDESALZ: wird aus Natursole gewonnen.

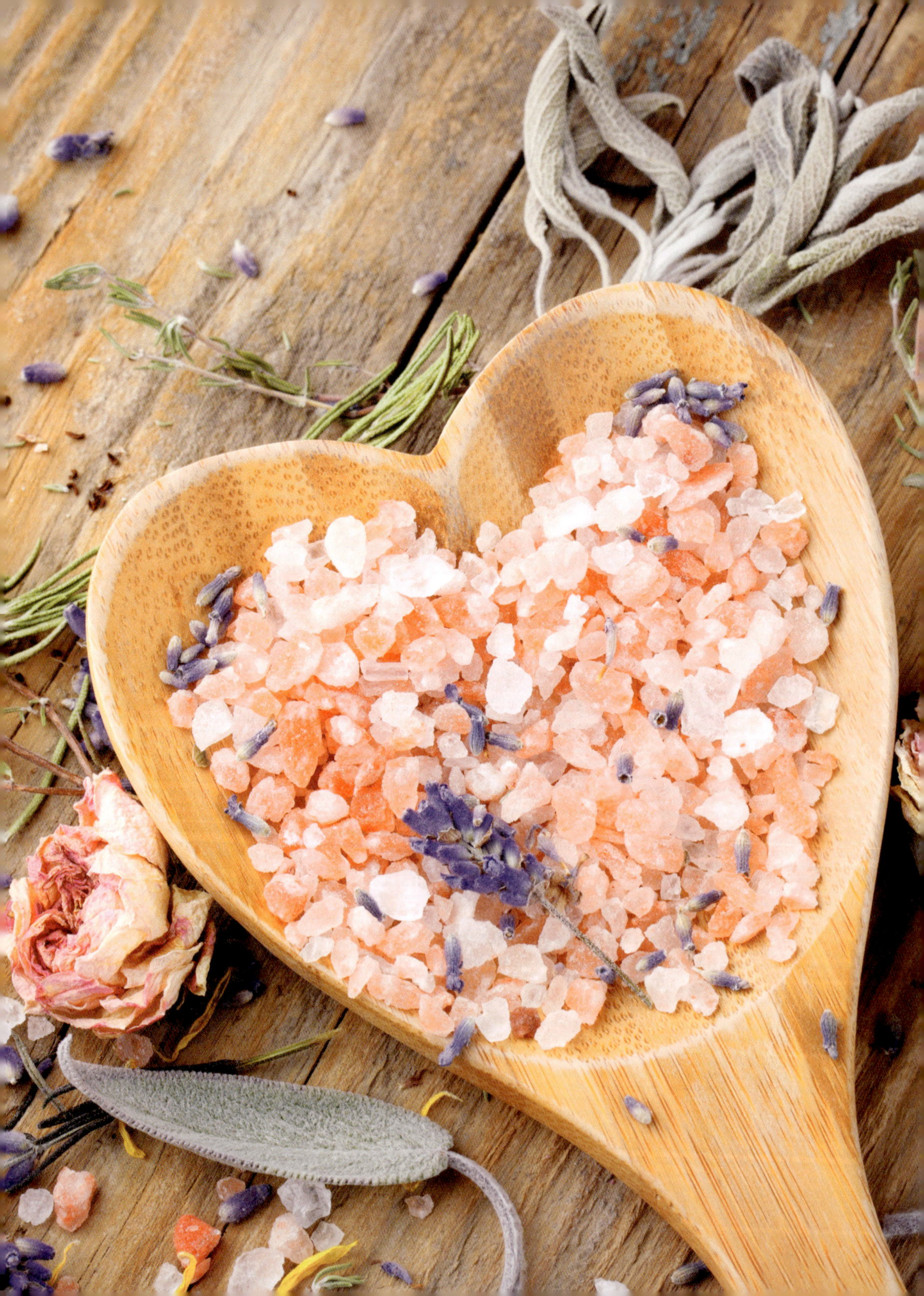

Prinzip der Zusammenstellung

Jede Pflanze hat ihren eigenen Duft und entwickelt ihre eigene Wirkung. Jedes Heilkraut hilft bei bestimmten Beschwerden. Um das Heilsalz so effektiv wie möglich herzustellen, mische ich entsprechende Kräuter mit dem dazupassenden Salz.

Zum theoretischen Wissen, welche Mischungen eine hohe Wirkung haben, setze ich immer noch zusätzlich meinen Tensor ein und überprüfe, ob die Zusammensetzung passt. Dann vermische ich Salz und Kräuter.

Mir ist es sehr wichtig, heimische Pflanzen, entweder aus der freien Natur oder aus biologischem Anbau zu verwenden. Am liebsten verarbeite ich Kräuter und Pflanzen aus dem eigenen Garten oder aus den Auwäldern entlang des Lechs. So sind auch meine speziellen Lechsalze entstanden, und das Vilser Stadtsalz, um die einzige Stadt des Außerfern und eine der kleinsten Städte Österreichs zu ehren.

Nach dem Ernten der Pflanzen wird diesen die Flüssigkeit entzogen, denn für meine Fußbadesalze verwende ich ausschließlich getrocknete Pflanzen. Einerseits um eine längere Haltbarkeit zu erzielen und um andererseits zu gewährleisten, dass die Kräuter im Fußbadesalz nicht schimmeln. Dies könnte passieren, wenn sie frisch verwendet würden. Da es sich um ein reines Naturprodukt handelt und die Intensität des Geruchs und der Wirkung mit der Zeit nachlässt, bin ich bestrebt, die Produkte so frisch als möglich herzustellen. Dies kann bedeuten, dass ich zum Zeitpunkt eines bestellten Fußbadesalzes meine Vorräte vereinzelt mit Kräutern aus der Apotheke ergänze.

In sehr wenigen Salzen verwende ich Kräuter, die in meinem Garten nicht wachsen, wie zum Beispiel Kurkuma, einen Bestandteil des Cholesterinsalzes. Dasselbe gilt zum Beispiel auch für Pfefferkörner oder Nelken, die ich nicht im Garten habe, im Gegensatz zu Senfkörnern oder Eukalyptus!

Bei dem **Natursalz** für die verschiedenen Fußbadesalze verwende ich je nach Indikation entweder Stein-, Meer-, Quell- oder Basensalz. Ein besonderes Augenmerk widme ich der Körnung des Salzes, um je nach Anwendung die gewünschte Wirkung zu vertiefen.

Erste Abfüllung

Sobald eine Mischung entstanden ist, fülle ich sie in ein Aufbewahrungsglas, damit das Salz den Duft und die Wirkstoffe der Pflanzen gut aufnehmen kann.

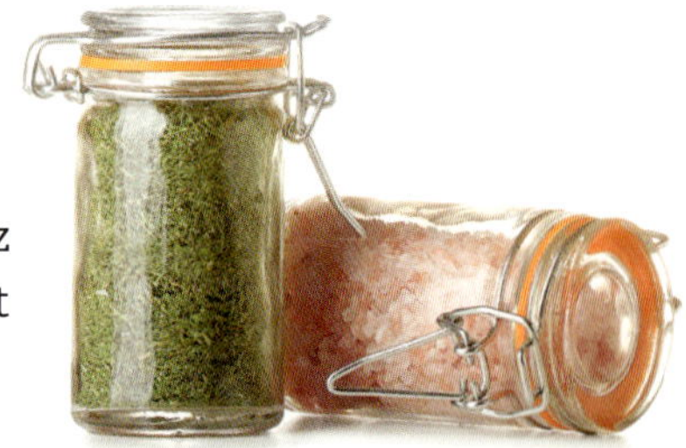

Verpackung und Etikettierung

Salze kommen in unterschiedliche Gläser: Gesundheitssalze in Rundgläser, Geburtstagssalze in besonders schöne verzierte Gläser, Sondersalze in Motivflaschen und Salze bestimmter Gegenden in Weckgläser. Man kann kleine oder größere Mengen abfüllen, je nachdem, wofür man das Salz braucht – 50, 100, 200, 250 oder 500 Gramm.

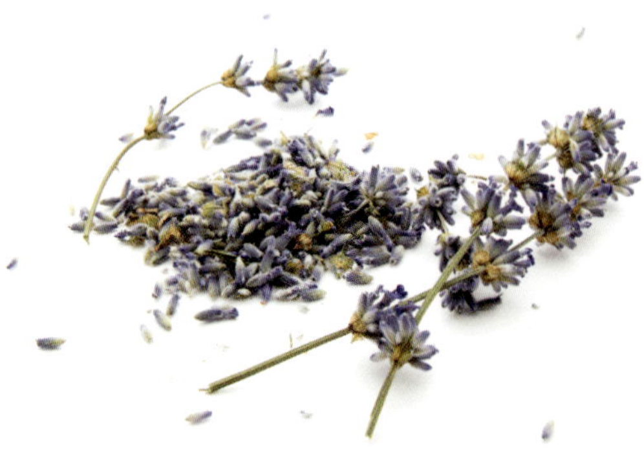

Praktische Anwendung

Kaltes Fußbad

Ein kaltes Fußbad darf höchstens 5 bis 30 Sekunden dauern. Länger ist nur für Trainierte, die schon oft kalte Fußbäder gemacht haben, nötig, da kann bis zu 60 Sekunden ausgedehnt werden. Sebastian Kneipp war ein Anhänger dieser Wasserkur. Man macht kalte Fußbäder in einem höheren Kübel, denn es sollen nicht nur die Füße, sondern auch die Waden bis zur Mitte bedeckt sein.

Zuerst wird das Salz im kalten Wasser aufgelöst – alles über 15 Grad ist bereits zu warm. Eiswasser ist anfangs wahrscheinlich zu kalt, nach einer Gewöhnphase hält man es wahrscheinlich leichter aus. Die Temperatur ist individuell zu wählen, hier muss man ausprobieren, was man gerade noch verträgt. Dann wird zuerst der rechte, dann der linke Fuß ins kalte Wasser gestellt. Dabei bewegt man die Zehen – und zieht die Beine ziemlich bald wieder aus dem Wasser. Nicht abtrocknen, sondern das Wasser bloß abstreifen. Danach im Bett oder durch Bewegung wieder erwärmen.

Sie helfen bei Krampfadern, bei Kopfschmerzen, bei Nasenbluten, bei akuter Gicht, bei Einschlafproblemen und vor allem zur Abhärtung. Kalte Fußbäder wirken stärkend auf die Muskulatur der Füße und regen insgesamt die Durchblutung der inneren Organe an.

Kalte Fußbäder sind zu vermeiden bei Nierenleiden, wenn man Unterleibsprobleme oder eine Blasenentzündung hat oder wenn der Ischias verrückt spielt.

Warmes Fußbad

In eine Fußbadewanne oder eine Schüssel, in die beide Füße angenehm hineinpassen, warmes Wasser füllen. Es soll zwischen 37 und 40 Grad haben.

Auch wenn Salz kostbar und teuer ist, sollte es für ein Fußbad nicht zu sparsam verwendet werden, damit es seine entgiftende Wirkung entfalten kann. ½ Tasse oder ca. 5 bis 6 gehäufte Esslöffel Kräutersalz dazu geben und auflösen lassen. Das kann durchaus auch geschehen, während sich die Füße bereits im Wasser befinden – höchstens 1 Mal pro Tag

Das Fußbad sollte etwa 10 Minuten dauern. Dann die Füße gut abtrocknen – auch zwischen den Zehen und eventuell etwas nachruhen.

Warme Fußbäder haben einen reinigenden und ableitenden Effekt. Über die Füße wird wunderbar entgiftet, was sich bei vielen Leiden angenehm bemerkbar macht, besonders in Verbindung mit Kräutern. Durch das Fußbad wird der Körper nicht nur angeregt, etwas auszuspülen, was er nicht mehr braucht – er kann auch aufnehmen – heilende Botenstoffe aus vielen verschiedenen Pflanzen.

Unsere **Füße** tragen uns mit jeweils 26 Knochen, knapp 30 Gelenken, rund 60 Muskeln, über 200 Sehnen sowie unzähligen feinen Nervenfasern durch unser ganzes Leben. Im Laufe der Jahre lasten Hunderte von Tonnen auf ihnen, dabei umrunden sie durchschnittlich vier Mal die Erde. Die Füße sind ein Spiegelbild des Körpers; jeder Körperteil ist an eine bestimmte Stelle des Fußes gekoppelt.

Kräuter und Pflanzen unterstützen durch die Wirkung ihrer ätherischen Öle die Gesundheit. Als *Kräuter* bezeichnet man die oberirdischen, meist unverholzten *Pflanzen* oder Pflanzenteile. *Pflanzen* sind aus Wurzeln, Stiel und Blättern bestehende Organismen. Sie bauen ihre organische Substanz mit Hilfe des Sonnenlichtes aus anorganischen Stoffen auf.

Herstellung von Kräutersalz

Jedes Salz, dem mehrere Kräuter zugesetzt werden, besteht aus fünf Teilen Salz – und zwei Teilen Pflanzen und ätherischen Ölen.

Salze mit nur einer zugesetzten Pflanze bestehen aus sechs Teilen Salz und einem Teil Pflanzen und ebenfalls ätherischen Ölen.

Weil getrocknete Pflanzen nicht mehr so geruchsintensiv sind wie frische, setze ich einige Tropfen der entsprechenden ätherischen Öle zu, um den Duft der Pflanze zu gewährleisten.

Ich habe sehr gute Erfahrungen mit getrockneten Kräutern gemacht. Wenn es sehr schnell gehen muss und das Salz aktiv gebraucht wird, kann man natürlich auch frische Pflanzen verwenden, allerdings sollte dieses Salz dann bald verbraucht werden.

MISCHVERHÄLTNIS 1

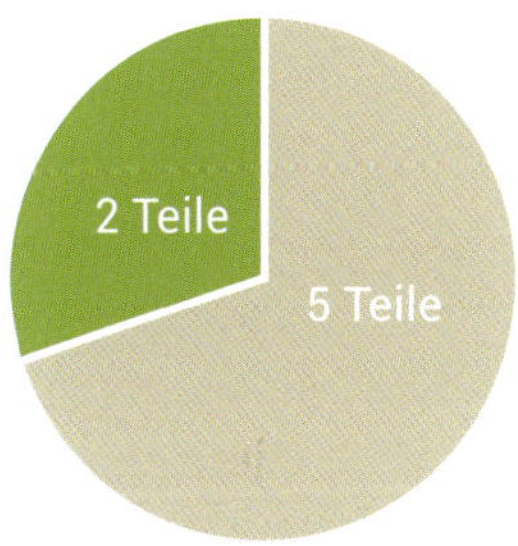

5 Teile Salz
2 Teile Kräuter und Öle

MISCHVERHÄLTNIS 2

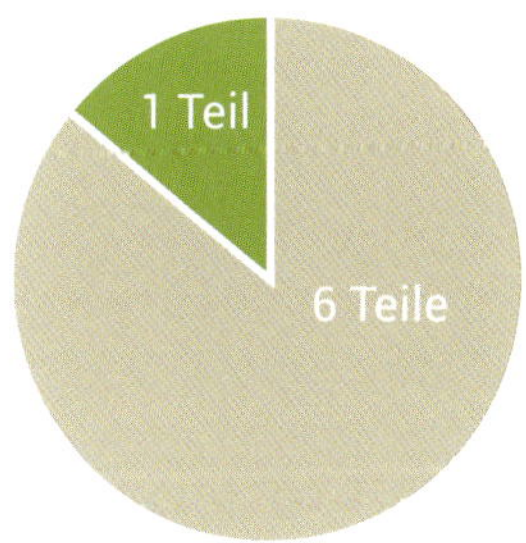

6 Teile Salz
1 Teil Kräuter und Öle

Diese Zusammenstellung ergibt sich für mich dadurch, dass ich auf die Kraft des Salzes setze, das entgiftet, neutralisiert, Schadstoffe löst und bindet und so eine positive Reaktion für den Körper bewirken kann.

Salz im Badewasser hilft beim Entschlacken und Entwässern, es wirkt stoffwechselanregend, versorgt den Körper mit Mineralien und fördert zusätzlich die Durchblutung der Haut.

Um für jedes Fußbadesalz neben der Wirkung des Salzes noch eine zusätzliche Heilwirkung zu erzielen, reichere ich es mit eigens dafür ausgewählten Kräutern an und benenne es entsprechend der Wirkung. Dabei berücksichtige ich die Erkenntnisse der *Fünf-Elemente-Lehre*, die besagt, dass Holz, Feuer, Erde, Metall und Wasser bestimmten Jahreszeiten und Organen zugeordnet werden. Dies ist ein weiteres Kriterium für die zugesetzten Kräuter.

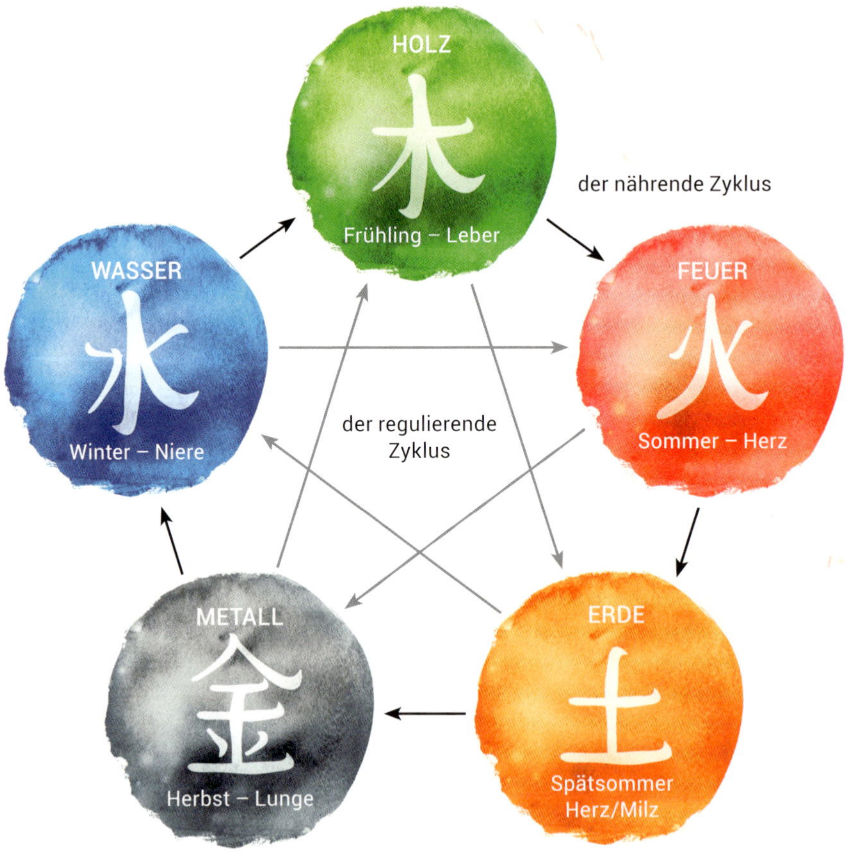
HOLZ
木
Frühling – Leber
der nährende Zyklus
FEUER
火
Sommer – Herz
ERDE
土
Spätsommer
Herz/Milz
METALL
金
Herbst – Lunge
WASSER
水
Winter – Niere
der regulierende
Zyklus

JAHRESZEITENSALZE

- *Frühlingserwachen*
- *Sommerlaune*
- *Herbststimmung*
- *Winterruhe*

Jahreszeitensalze

Die griechischen Naturphilosophen sahen vier Elemente (Feuer, Wasser, Erde, Luft) als Grundbestandteile allen Seins. Neben den Jahreszeiten und ihrem Einfluss auf Menschen, Tiere und Pflanzen wissen wir auch um die Wirkung von Sonne und Mond. Dieser durchwandert während eines Monats in den vier Mondphasen Vollmond, Neumond, abnehmender und zunehmender Mond alle zwölf Tierkreiszeichen. Für die Pflanz- und Erntezeiten sind einzelne Mondphasen sowie aufsteigender oder absteigender Mond von großer Bedeutung.

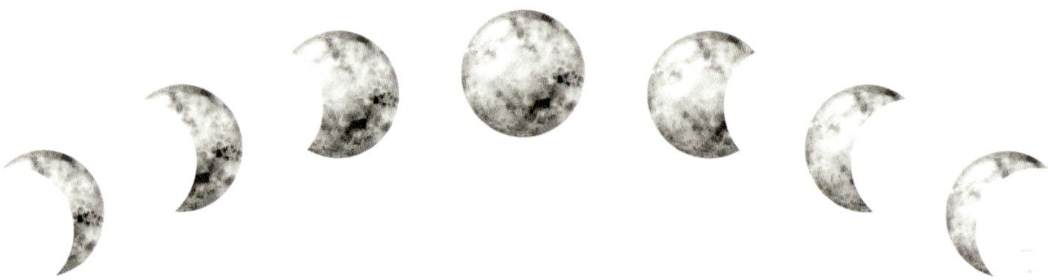

Auch der Wechsel der Jahreszeiten ist für uns alle von großer Bedeutung und gleichzeitig faszinierend und inspirierend.

„Die Natur ist das große Bilderbuch, das der liebe Gott uns draußen aufgeschlagen hat“, resümierte Josef von Eichendorff.

Die Natur ist unsere größte Heilerin und die Kräuter und Gewürze der einzelnen Jahreszeiten in den Fußbadesalzen sorgen für unser Wohlbefinden.

Frühlingserwachen

Im Frühling klagen viele Menschen über die Frühjahrsmüdigkeit, die durch einen niedrigen Serotonin- und Dopaminspiegel ausgelöst wird. Zudem fehlen den Zellen und dem Blut auch wichtige Vitamine und Nährstoffe wie Vitamin C, Vitamin D, Magnesium und Zink. Dies macht sich bemerkbar in einer allgemeinen körperlichen Leistungsminderung, Abgespanntheit, extremen Müdigkeit und einer geringeren psychischen Reserve. Um diesen belastenden Einflüssen entgegenzuwirken, können Pflanzen und Kräuter hilfreich eingesetzt werden.

Schlüsselblume, ***Löwenzahn***, ***Primel*** oder die ***Sumpfdotterblume***, ***Brennnessel*** oder ***Gänseblümchen***, ***Hyazinthen*** sowie Blumen wie ***Veilchen***, ***Tulpen*** und ***Narzissen*** erfreuen unser Auge, locken Bienen, Hummeln und Schmetterlinge an und können mit der entsprechenden Verarbeitung z. B. als Honig, Marmelade, Salat oder als Fußbadesalz für uns Menschen hilfreich und gesund sein.

Von alters her ist die positive Wirkung von ***Johanniskraut*** (*Hypericum perforatum*), ***Baldrian*** (*Valeriana officinalis*), ***Hopfen*** (*Humulus*) oder ***Melisse*** (*Melissa officinalis*) bekannt. Auch ***Ginseng*** oder die ***Passionsblume*** sind unterstützend.

Im Salz ***Frühlingserwachen*** wirken neben beruhigenden Kräutern auch solche, die die Lebertätigkeit und damit den Stoffwechsel anregen. Kräuter und Pflanzen wie ***Löwenzahn***, ***Brennnessel***, ***Gänseblümchen***, ***Bärlauch*** oder ***Spitzwegerich*** helfen dem Körper bei der Entgiftung.

Sommerlaune

Der Sommer ist die wärmste Jahreszeit, die Zeit der Reife und der Erholung, des Genießens und des Staunens.

Es gibt einen treffenden Spruch:

Wer sich im Sommer über die Sonne freut,
trägt sie im Winter in seinem Herzen.

Und wie die Sonne im Herzen wirken kann, so können die getrockneten, eingelegten, gepressten oder auf andere Art und Weise verarbeiteten Pflanzen und Blumen des Sommers uns das ganze Jahr begleiten, erfreuen und unterstützen.

Mit einem Fußbadesalz ***Sommerlaune*** kann man die Fülle des Sommers einfangen und damit die Kraft und Energie aller Pflanzen des Gartens bewahren und nutzen.

Rosmarin, ***Thymian***, ***Basilikum***: Im Laufe des Sommers schenkt uns die Natur viele Kräuter, die nicht nur wunderbar duften, sondern auch köstlich schmecken. Zudem wirken sich die ätherischen Öle positiv auf Verdauung und Gesundheit aus. Alle Kräuter und Pflanzen, die im Sommer verschwenderisch blühen und duften (natürlich nur die ungiftigen) dürfen in dieses Salz. Im Sommersalz werden Momente eingefangen, um sie zu bewahren und um die Stimmung des Sommers möglichst lang zu erhalten.

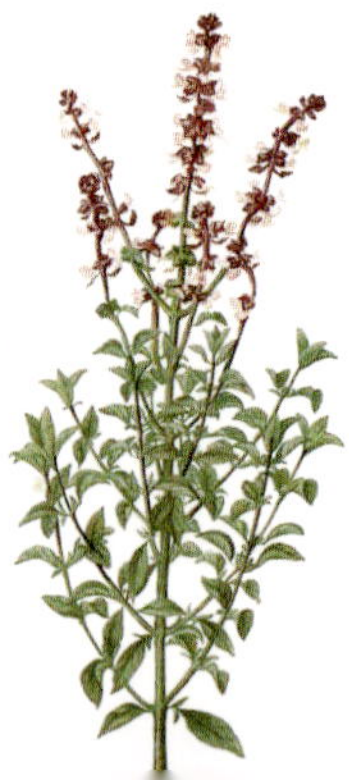
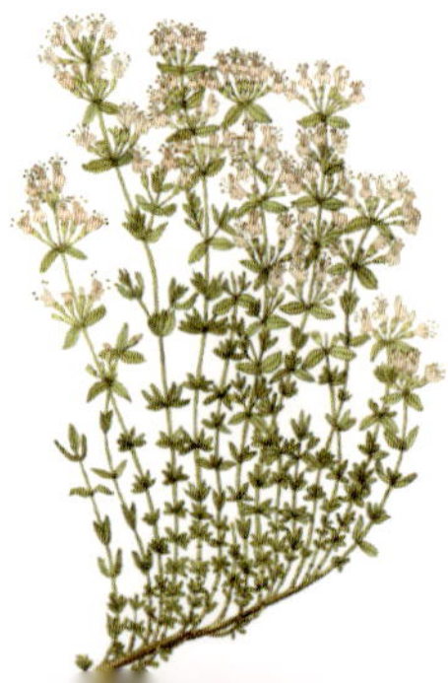
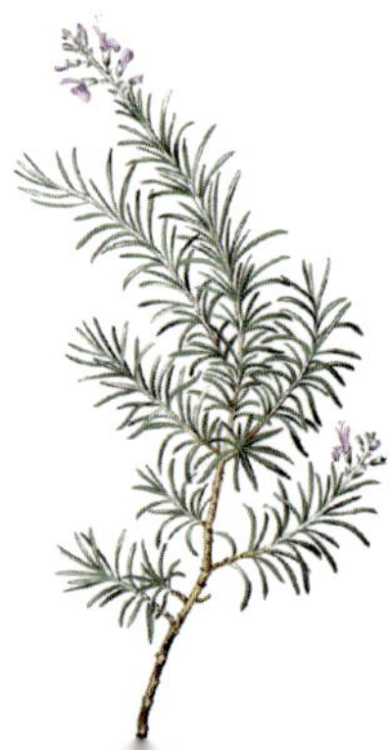

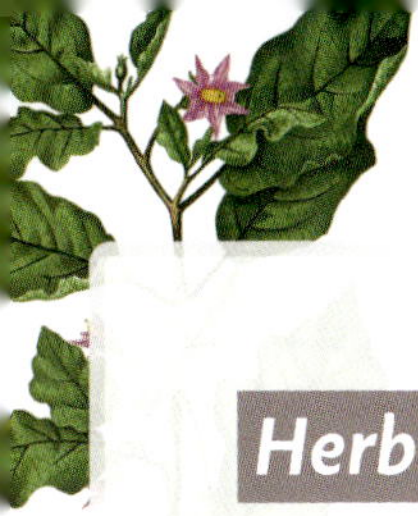
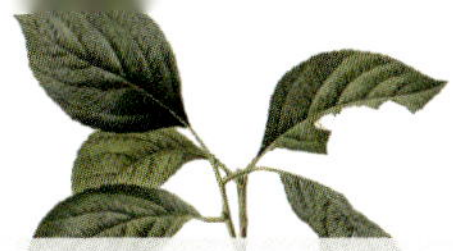

Herbststimmung

Im Herbst reifen die Früchte, wir ernten den Ertrag des Sommers, genießen und konservieren, um die Fülle des Gartenjahres bis zur nächsten Ernte nutzen zu können. Die Kastanien reifen, die Früchte des Weißdornstrauches, die Hagebutte, Beeren und vieles andere mehr kann geerntet und verarbeitet werden. Wir alle brauchen neben Sonne und Bewegung im Freien Vitamine und Nährstoffe, um gut durch die kalte Jahreszeit mit all ihren Herausforderungen zu kommen. Kräuter und Pflanzen können dem Körper dabei helfen. Viele der verwendeten Grundstoffe enthalten das wertvolle Pektin.

Pektin zählt zu den Kohlenhydraten und wird aus Obst, Gemüse und Samen extrahiert. Es handelt sich um ein schwer verdauliches Kohlenhydrat, also um einen sogenannten Ballaststoff. Es löst sich in Wasser vollständig auf und geliert dabei. Im Dickdarm wird es fermentiert, also von den Bakterien verarbeitet. Dies ist ein extrem wichtiger Vorgang für unseren Organismus und der Hauptgrund, warum Pektin so gesund ist.

Im Salz ***Herbststimmung*** werden ***Äpfel***, ***Hagebutten***, ***Johannisbeeren***, ***Kren***, ***Melanzani (Aubergine)***, ***Schneeball***, ***Gurken*** und ***Zwetschken*** verarbeitet. Dieses Fußbadesalz wirkt speziell auf Verdauung, Lunge und Atemwege und soll dazu beitragen, gesund zu bleiben und auch Anzeichen von Erkältungen rechtzeitig die Stirn zu bieten.

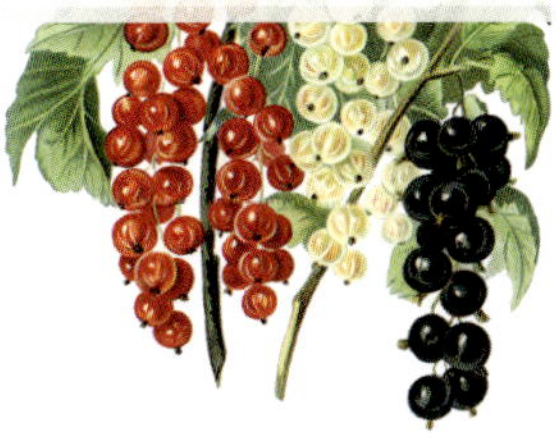
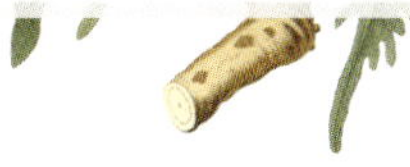

Winterruhe

Im Winter ziehen sich die Pflanzen zurück, viele Tiere halten Winterschlaf, die Menschen verbringen mehr Zeit in den Häusern. Uns Menschen können so manche Kräutlein helfen, gut und gesund durch den Winter zu kommen. Die wärmenden Eigenschaften verschiedener Pflanzen tragen dazu bei, unsere Abwehr zu stärken.

Obwohl diese strenge, kalte und auch oft trübe Jahreszeit viele schöne Festtage mit sich bringt, sind viele Menschen im Winter und auch schon im Spätherbst niedergeschlagen, deprimiert, bedrückt und antriebsschwächer als sonst.

Das Fußbadesalz ***Winterruhe*** enthält Pflanzen, deren Wirkstoffe das Immunsystem stärken und den Körper positiv beeinflussen können: *Alpenveilchen*, *Ginseng*, *Gewürznelken*, *Kren*, *Kurkuma*, *Zimt*.

Besonders die Gerbstoffe in Pflanzen wirken als natürliche Abwehrstoffe. Laut Bundeszentrum für Ernährung konnte nachgewiesen werden, dass Gerbstoffe antioxidativ, entzündungshemmend und blutdruckregulierend wirken und das Immunsystem stärken.

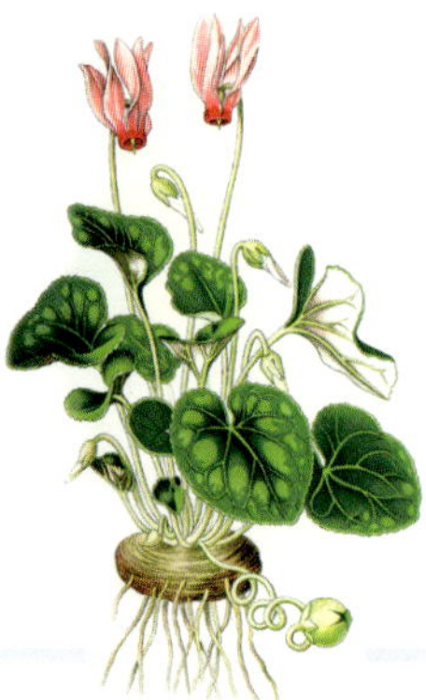

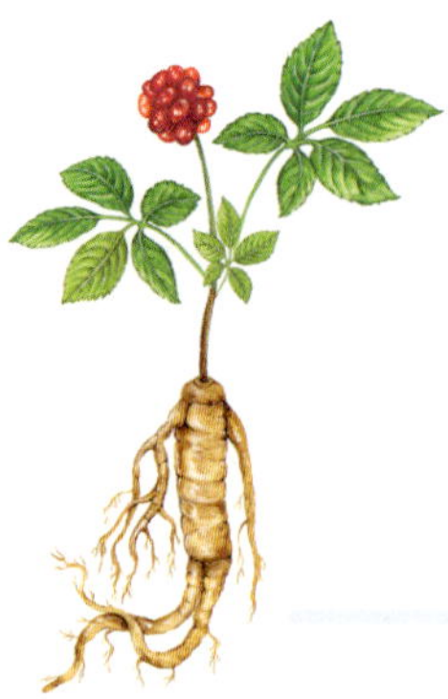

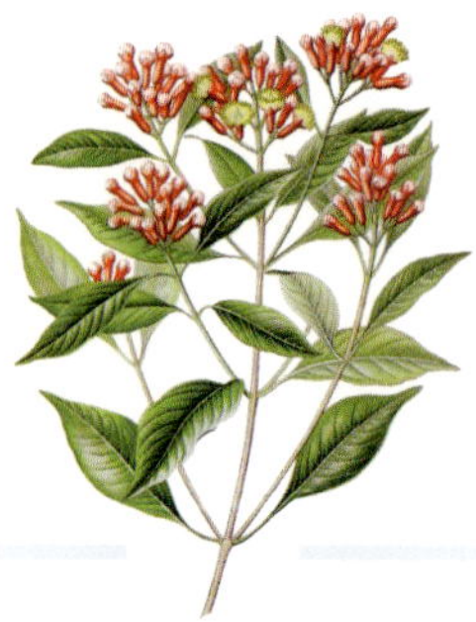

JAHRESKREISSALZE

- *Fastenzeitsalz / Wehmutstropfen*
- *Ostersalz*
- *Advent- und Weihnachtssalz*
- *Raunächtesalz*
- *Neujahrssalz*

Jahreskreissalze

Der Jahreskreis beschreibt die Abfolge der jährlich wiederkehrenden Rituale und orientiert sich an der Natur. Die Kirche baut darauf ihr Kirchenjahr auf mit den traditionellen Festen.

Der menschliche Geist stellt sich auf jedes Ereignis ein. Die Natur gibt die Gegebenheiten vor und der Kalender die Zeit.

Der menschliche Körper braucht oft Hilfe und Unterstützung, um sich auf jede neue Zeit gut einzustellen. Es gibt Mittel und Wege, dem Körper zu helfen – eine sanfte und angenehme Art ist es, ein passendes Fußbad zu nehmen.

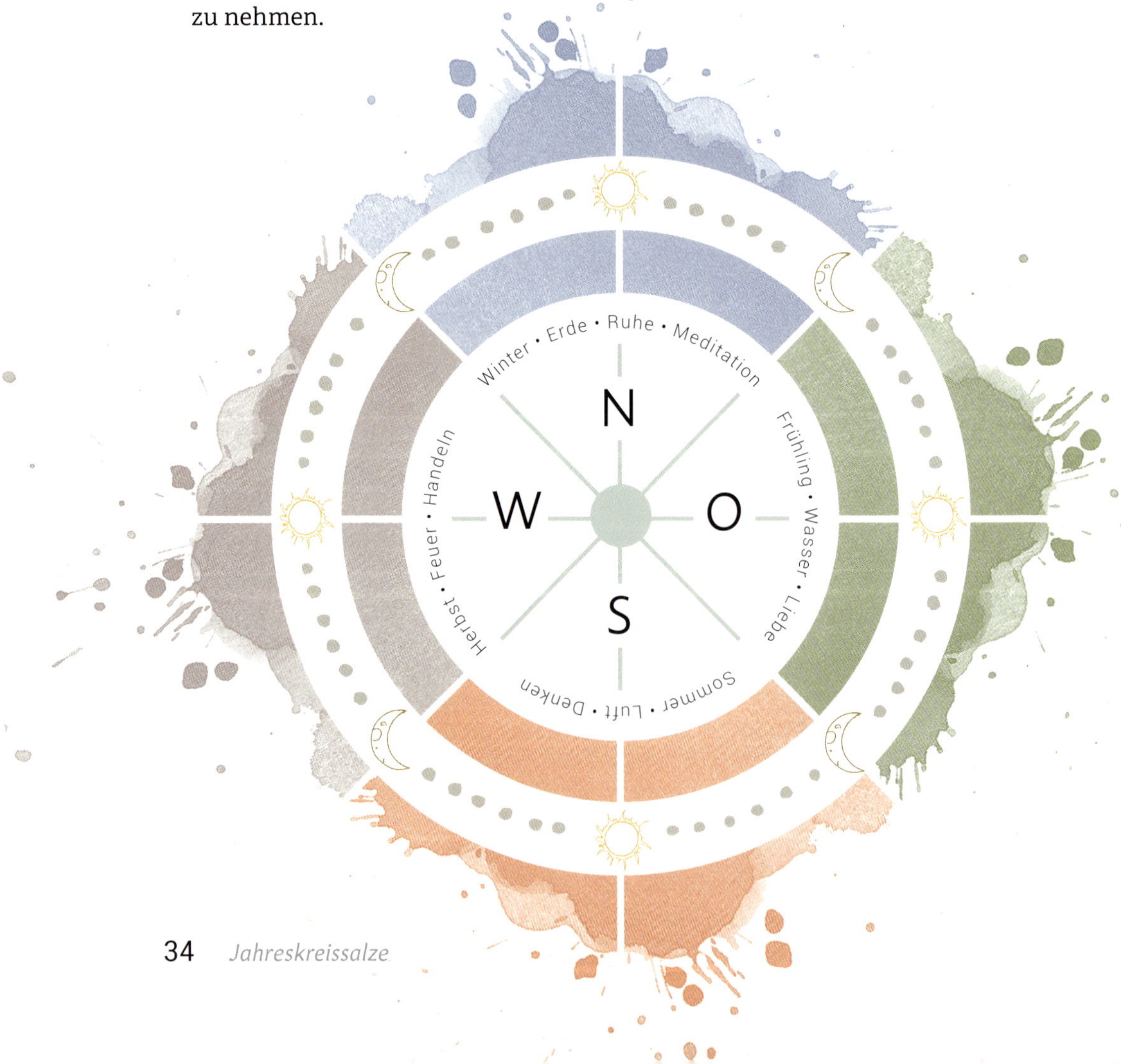

Fastenzeitsalz / Wehmutstropfen

› Himalayasalz, Wermutkraut, Wermuttinktur, Ozonisiertes Olivenöl

Der Jahreskreis beginnt mit Maria Lichtmess. Mit dem Erwachen der Natur kommt die Unternehmungslust und der Fasching hält Einzug. Am Aschermittwoch beginnt die Fastenzeit. Die Häuser werden geschmückt, Eier gefärbt. Es ist Ostern.

Wehmut ist laut Wörterbuch ein leichter Schmerz, den man bei der Erinnerung an etwas Vergangenes empfindet. Der Volksmund spricht in diesem Zusammenhang auch von Wermut und dem berühmten Wermutstropfen. Dieser trübt redensartlich einen schönen Augenblick und gibt ihm einen bitteren Beigeschmack. Im Geschmack liegt auch der Ursprung dieser Redewendung.

Das **Wermutkraut**, auch bekannt als *Bitterer Beifuß*, hat eine hohe Konzentration an Bitterstoffen und wurde schon in der Antike als Heilpflanze verwendet.

Nicht nur in der Heilkunde wurde die Pflanze genutzt. Sie soll zur Verhinderung des Rausches gedient haben und ein beliebtes Mittel gegen Katzenjammer gewesen sein, aber auch ein einfaches und gutes Floh- und Lausmittel. Auch in der sympathetischen Medizin und als dämonenabwehrendes Mittel hat der Wermut, der als Bestandteil von Hexensalben und -tränken galt, im Volk eine gewisse Rolle gespielt. Heute noch verwendet ist der Wermutwein, der gern als Magenbitter getrunken wird. Es ist wissenschaftlich anerkannt, dass die Einnahme von Wermut wegen seiner Bitterstoffe zu einer Verbesserung der Gallenproduktion und zu einer Regulierung des Gallenflusses führt.

Die Medizin benutzt den Begriff des *Heilfastens*. Die Naturheilkunde spricht von *Entschlackung*, *Entsäuerung* und *Entgiftung*. Alle diese Maßnahmen sind hilfreich und wohltuend. Unterstützt werden können diese mit dem Fuß-Badesalz, das nur aus *Artemisia absinthium* und Salz besteht. Ich nenne es *Wehmutstropfen*.

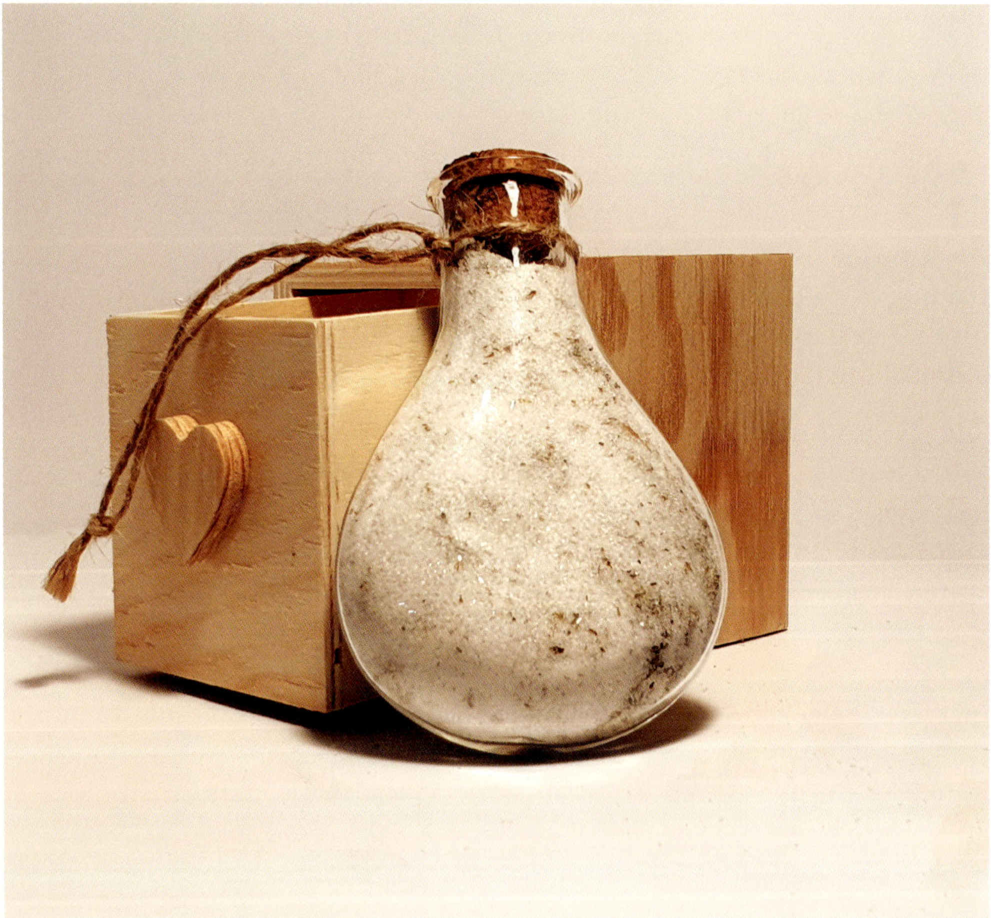

Ostersalz

› Natursalz, Hyazinthen, Primeln, Hortensien, Veilchenblätter-Öl, Zitronen-Öl, Palmarosa-Öl

Das **Osterfest** (lateinisch *pascha*) ist das höchste christlich Fest im Jahreskreis. Es wird der Auferstehung Jesu Christi gedacht. Der Name *Ostern* leitet sich vermutlich vom Wort *Austro* für Morgenröte ab. Nach altem Brauch fällt Ostern immer auf den Sonntag nach dem ersten Frühjahrsvollmond. Neben Osterhasen dürfen auch Ostereier nicht fehlen. Bemalte Eier haben die Chinesen schon vor 5000 Jahren zum Frühlingsanfang verschenkt. Es war für sie ein Symbol der Fruchtbarkeit.

Der Sommer ist die Zeit der Erholung, der Freizeit, aber auch die Zeit der Bergfeuer und Bergmessen, die mit dem Dank an die Natur zum Erntedank ihren Abschluss findet.

ALLE PFLANZEN, DIE JETZT IN ÜBERFÜLLE BLÜHEN, SIND FÜR FUSSBÄDER GEEIGNET.

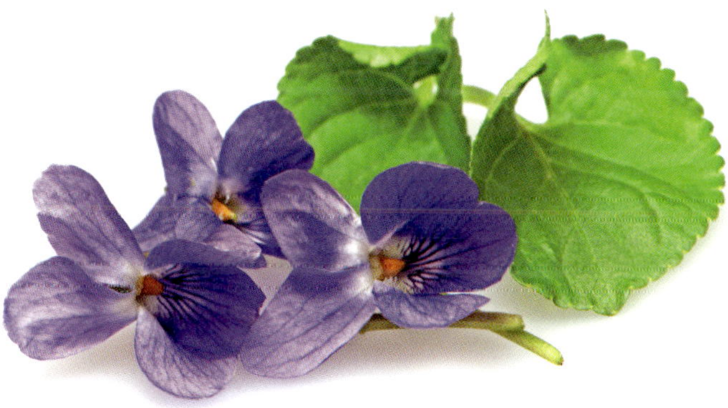

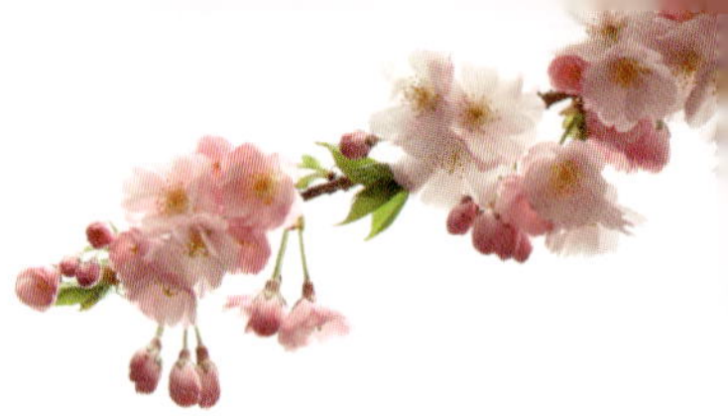

Advent- und Weihnachtssalz

› Himalayasalz, Zimt, Glühweingewürz, Zimtölmischung, Apfel-Zimt-Orange-Öl

Im Jahreskreis ist die Advent- und Weihnachtszeit eine sehr besinnliche Zeit, in der wir Kerzen entzünden, Christbäume aufstellen und Kekse backen. Dieser stillen Zeit folgt die nachdenkliche Zeit des Wandels und des Loslassens in Gestalt der Raunächte und des Jahreswechsels, in der geräuchert und auf das neue Jahr angestoßen wird.

> *Wie sich die Knospen des Barbarazweiges bis Weihnachten öffnen, so soll sich auch der Mensch dem kommenden Licht auftun.*
>
> Johann Georg Fischer, 1816–1897

Weihnachten ist ohne den speziellen Duft von Zimt und Vanille, von Glühwein und Kerzen ebenso wenig vorstellbar wie ohne Christbäume und Weihnachtssterne. Das Fest hat eine ganz eigene Kraft und Faszination.

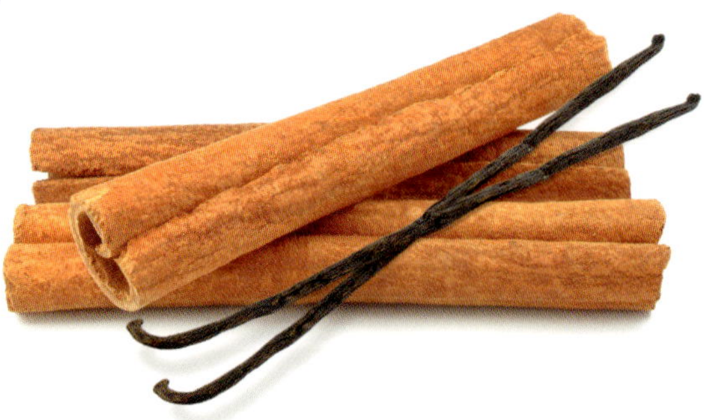

Raunächtesalz

› Kristallsalz, Buchs, Distel, Fichte, Beifuß, Farn, Salbei, Wacholder, Weihrauch, Wacholderöl, Kiefernadelöl

Die **Raunächte** hießen ursprünglich *Rauchnächte*, weil in dieser Zeit mit Kräutern geräuchert wurde, um dunkle Geister und Dämonen zu vertreiben und segenbringende Geister willkommen zu heißen.

Es ist eine magische Zeit voller Überlieferungen, Bräuche und *Regeln*: Das Haus durfte keinesfalls unordentlich sein, es war verboten, Wäsche zu waschen und aufzuhängen, denn weiße Wäsche an der Leine könnte von wilden Reitern gestohlen und als Leichentücher verwendet werden. Auch das Kartenspiel galt als unheilbringend und war in manchen Orten untersagt.

Die **Zwölf Heiligen Nächte** symbolisieren die zwölf Monate des folgenden Jahres. Was man in diesen Nächten träumt, soll sich in den jeweiligen Monaten des folgenden Jahres bewahrheiten. Träume vor Mitternacht beziehen sich auf die erste Monatshälfte, die Träume danach auf die zweite Hälfte.

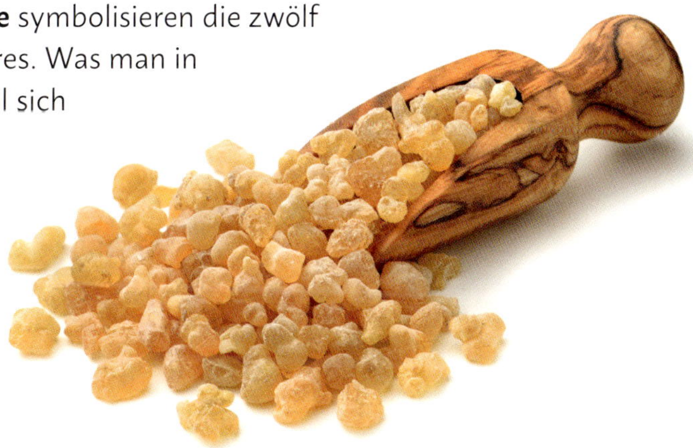

Neujahrssalz

› Himalayasalz, Holzasche, Mistel, Lorbeerblätter, Ginseng

In der **Silvesternacht** wünschen sich die Menschen *einen guten Rutsch*. Mit Symbolen wie dem Schornsteinfeger, dem Glücksschwein, dem Hufeisen oder dem vierblättrigen Klee soll das Glück im neuen Jahr wieder Einzug halten.

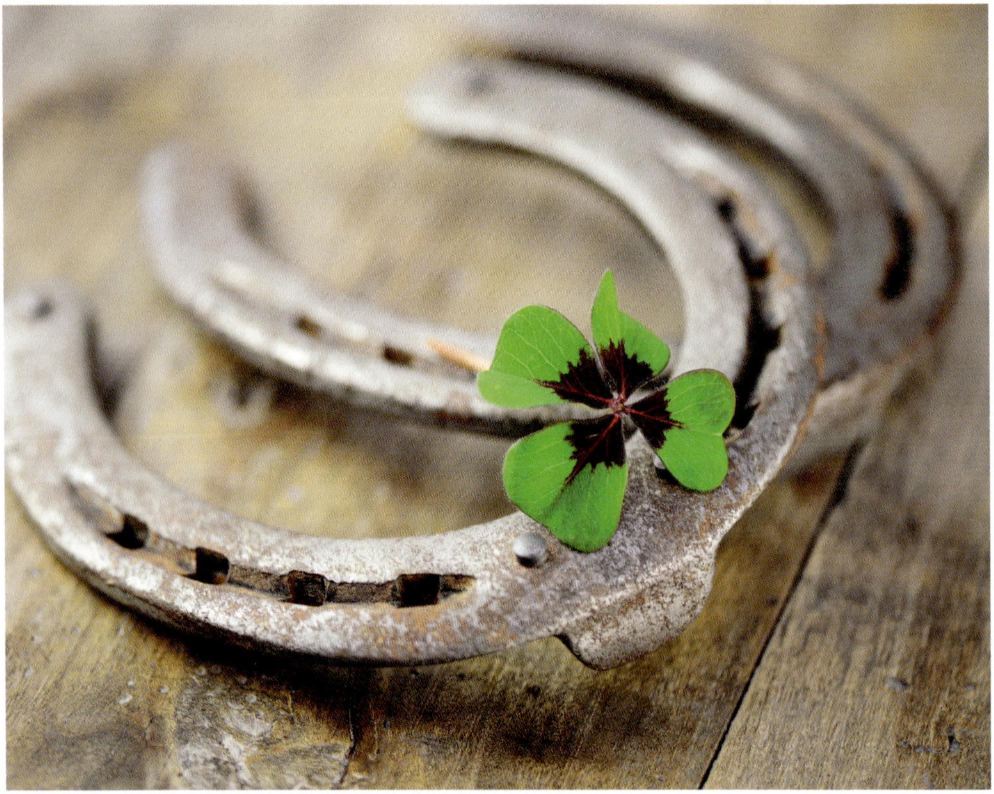

GESUNDHEITSSALZE

- *Beruhigungssalz*
- *Cholesterinsalz*
- *Desinfektantssalz*
- *Durchblutungssalz*
- *Entgiftungssalz*
- *Entspannungssalz*
- *Erkältungssalz*
- *Fersenspornsalz*
- *Harnwegesalz*
- *Hautbildsalz*
- *Hautsalz*
- *Hornhautbändigersalz*
- *Immunsystemsalz*
- *Migränesalz*
- *Muntermachersalz*
- *Notfallsalz*
- *Schutzengelsalz*
- *Schweißfüßesalz*
- *Stoffwechselsalz*
- *Verdauungssalz*
- *Verletzungssalz*
- *Verspannungssalz*
- *Virenkillersalz*

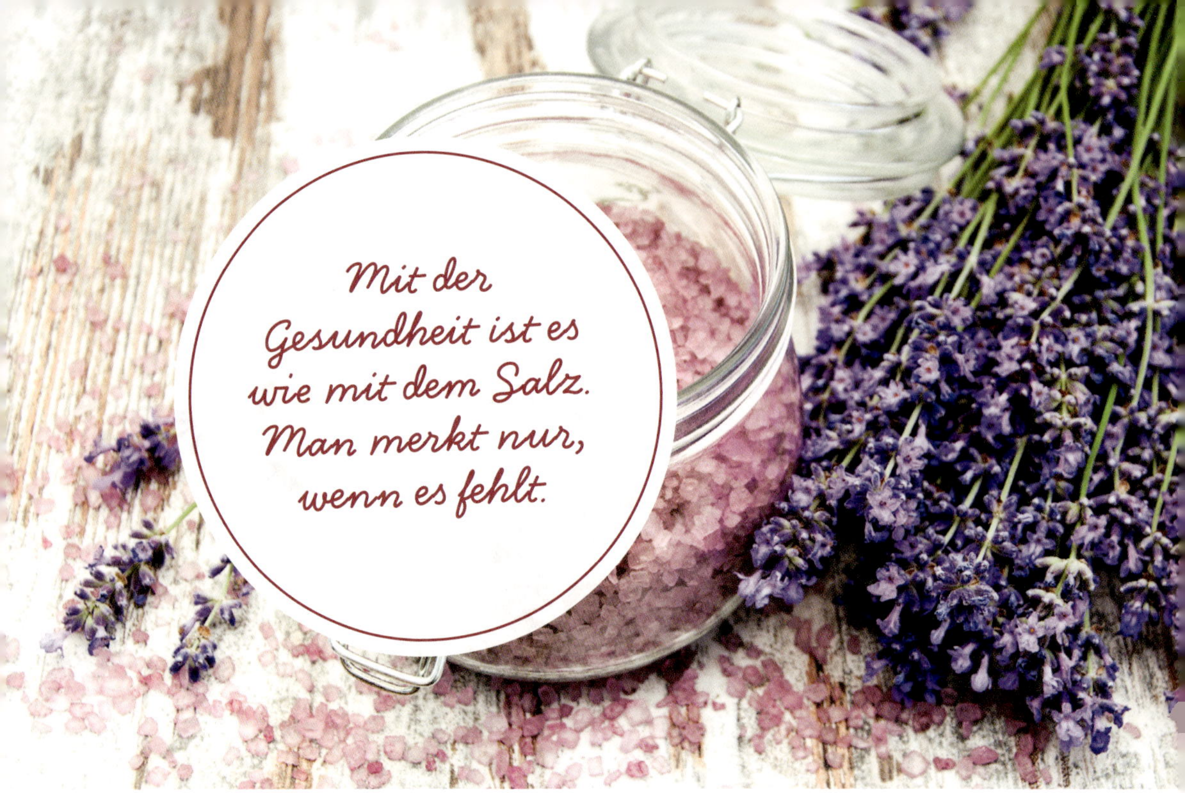
Mit der
Gesundheit ist es
wie mit dem Salz.
Man merkt nur,
wenn es fehlt.

Gesundheitssalze

Dieses kostbare Gut gilt es, zu schützen und jeder von uns kann verschiedene Beiträge dazu leisten. Einer meiner Ansätze sind Gesundheitssalze, die ich aus Natursalzen, getrockneten Kräutern und ätherischen Ölen herstelle. Mit diesen können Sie selbst so manchen kleinen Unpässlichkeiten im Alltag begegnen und ihren Körper unterstützen, dass er gesund bleibt.

Gesundheit ist nicht alles,
aber ohne Gesundheit ist alles nichts.

Arthur Schopenhauer

Beruhigungssalz

› Himalayasalz, Lavendelblüten und Lavendelblütenöl

Lavendel (*Lavandula angustifolia*) wird vom lateinischen Wort für *waschen* abgeleitet. Dies weist auf die frühe Verwendung als Bade- und Waschzusatz hin. Bis heute wird die aromatische Pflanze dafür verwendet.

Der als Zier- und Heilpflanze genutzte Halbstrauch ist für seine beruhigende Wirkung bekannt. Sein gesundheitlicher Nutzen wurde schon im 12. Jahrhundert geschätzt. So verwendete Hildegard von Bingen den Lavendel zum Beispiel gegen Kopfläuse. Später wurde er gegen Blähungen, Magenkrämpfe und Angstzustände eingesetzt. Heute nutzt man den Lavendel nicht nur bei vielen körperlichen Beschwerden, sondern auch bei psychischen Leiden wie Depressionen, Schlafstörungen und Nervosität – natürlich gilt das ebenso für das Lavendel-Fußbad.

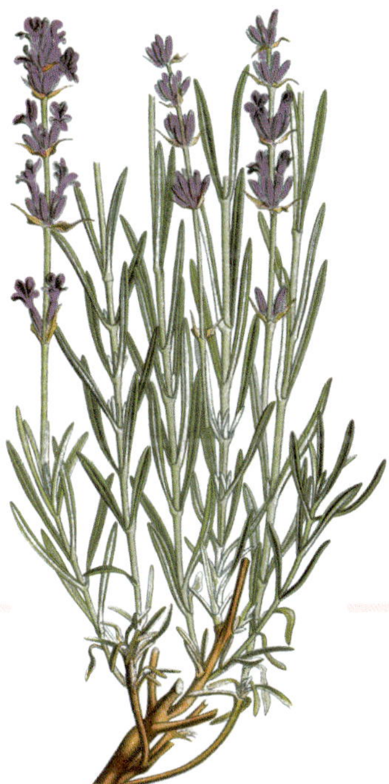

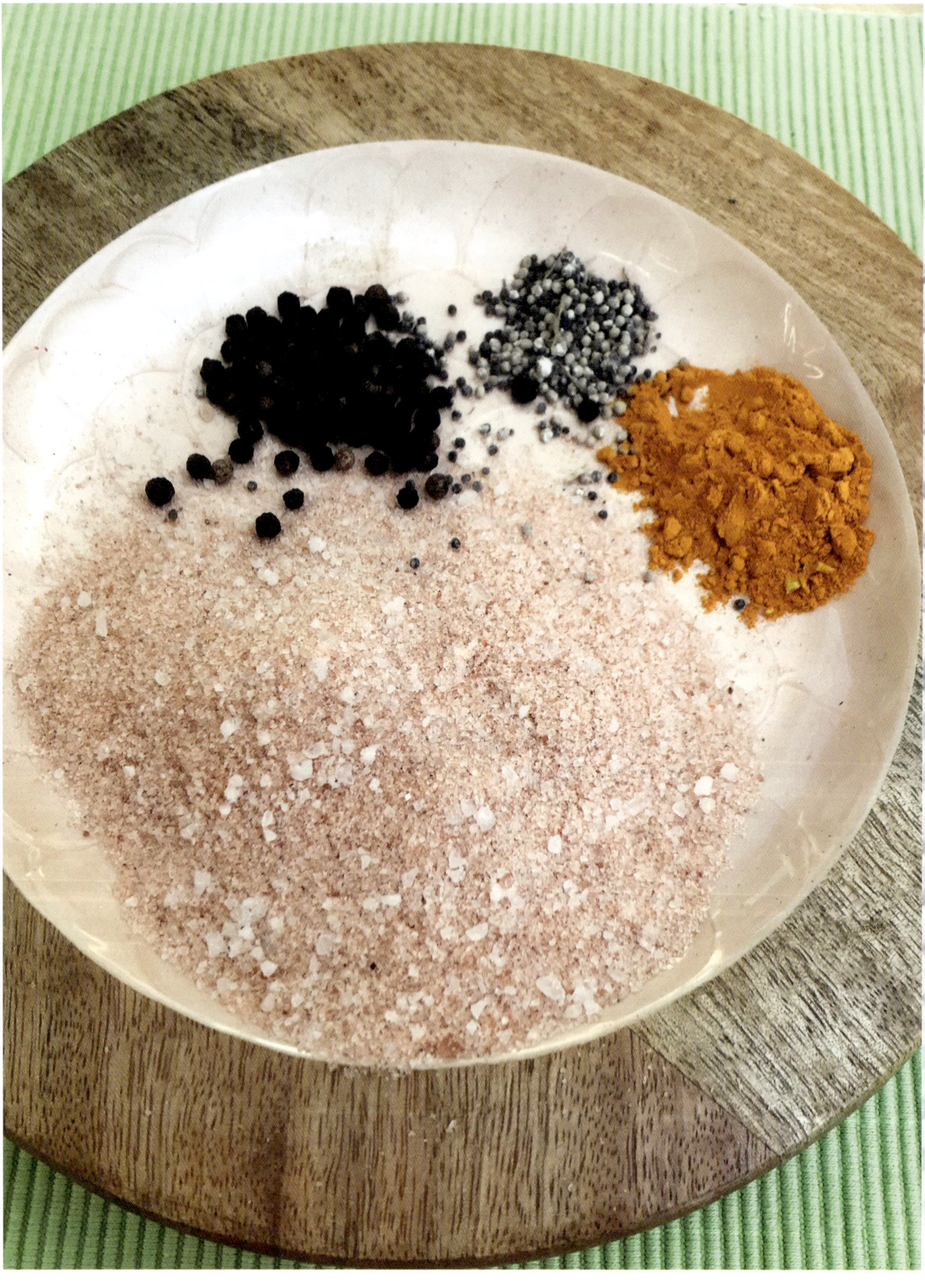

Cholesterinsalz

› Natursalz, Kurkuma, schwarzer Pfeffer, Senfkörner

Kurkuma wirkt entzündungshemmend, kann bei Magenproblemen helfen und soll sogar bei Alzheimerpatienten eine positive Wirkung zeigen. Kurkuma gilt in asiatischen Ländern als Gewürz des Lebens.

Pfeffer ist der König unter den Gewürzen und geht Hand in Hand mit Salz. Speziell schwarzer Pfeffer wirkt verdauungsanregend und entzündungshemmend.

Senfkörner weisen neben der verdauungsfördernden und krebshemmenden Wirkung noch andere gesundheitsfördernde Eigenschaften auf. Die enthaltenen Senföle wirken entzündungshemmend und antibiotisch, schweißtreibend und durchblutungsfördernd.

Achtung: Die starken Wirkstoffe können bei Umschlägen zu Haut- und Nervenschäden führen. Eine Anwendung sollte deshalb nur kurz und mit besonderer Vorsicht erfolgen. Menschen mit Nierenerkrankungen sollten lieber auf dieses Fußbad verzichten.

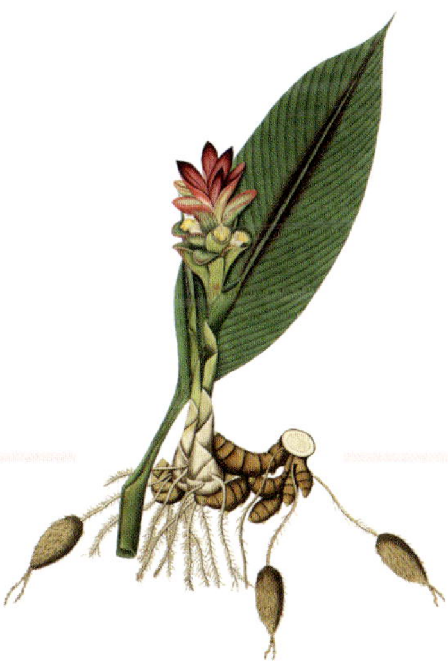

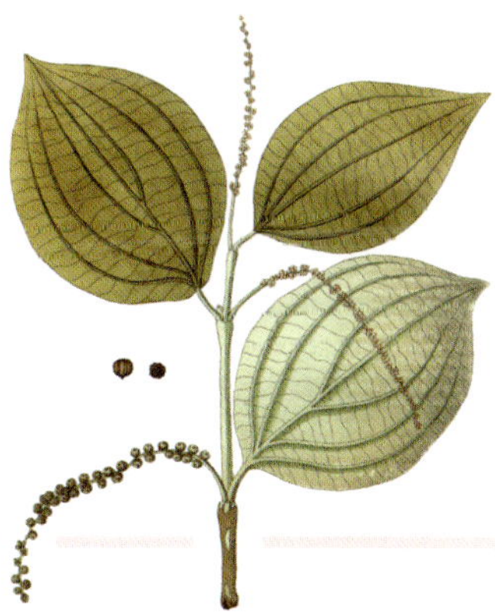

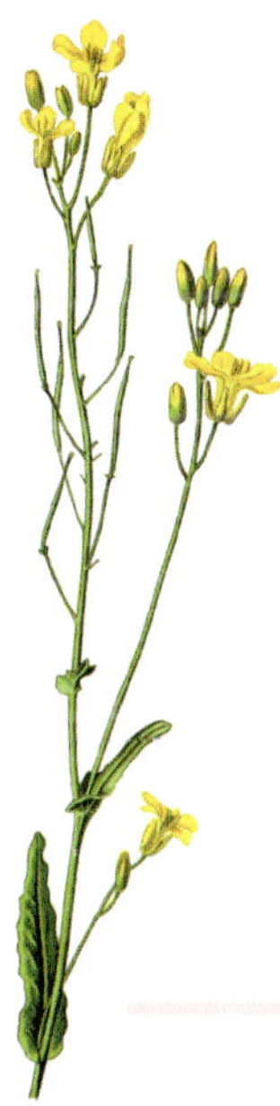

Desinfektantssalz

› Himalayasalz, Nelken und Nelkenblätteröl

Nelken sind nervenstärkend und verdauungsfördernd. Dank ihres hohen Gehalts an Antioxidantien sind sie die besten Radikalenfänger unter den Gewürzen und Kräutern.

Bei Konzentrationsproblemen, Abgeschlagenheit sowie chronischer Müdigkeit kann der Duft der ätherischen Öle der Gewürznelke positive Wirkung zeigen. Auch bei Zahnproblemen kann der Einsatz von Nelken hilfreich sein, ebenso wie bei Insektenstichen.

Für die praktische Anwendung stehen neben Nelken und Nelkenpulver noch Nelkenöl und Nelkentinkturen zur Verfügung.

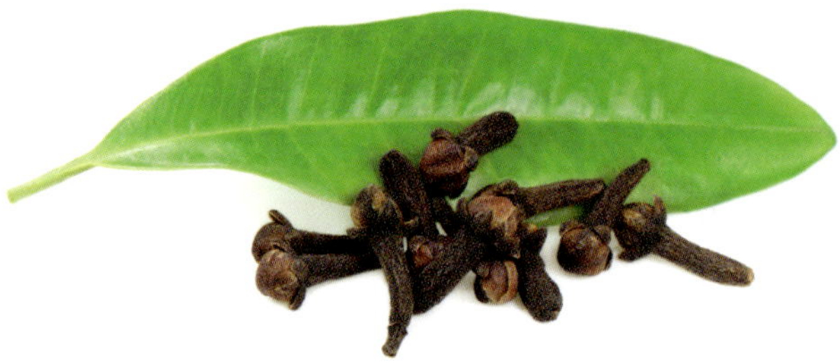

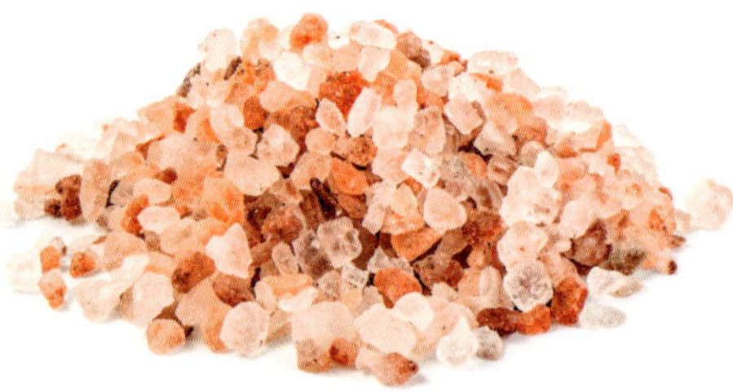

Durchblutungssalz

› Natur- und Kristallsalz, Basilikum, Petersilie, Schnittlauch, Olivenblätter, Tomatenblätter

Basilikum stärkt die Verdauungsorgane, beruhigt die Nerven und fördert die Durchblutung.

Petersilie hilft gegen die Frühjahrsmüdigkeit, regt den Stoffwechsel an, unterstützt Niere und Blase und wirkt harntreibend.

Schnittlauch hat eine blutreinigende, harntreibende und schleimlösende Wirkung. Laut einer aktuellen Studie in Indien soll er das Risiko für Krebs und Bluthochdruck senken.

Olivenblätter sind herzschlagregulierend, blutdrucksenkend und entkrampfend, sie senken den Cholesterinspiegel und den Blutzucker.

Tomatenblätter sind in der Regel nicht zum Verzehr, wohl aber als Bestandteile des Fußbadesalzes und als Mückenschutz geeignet.

Eine Mischung der getrockneten Kräuter mit dem Salz ergibt das Durchblutungssalz.

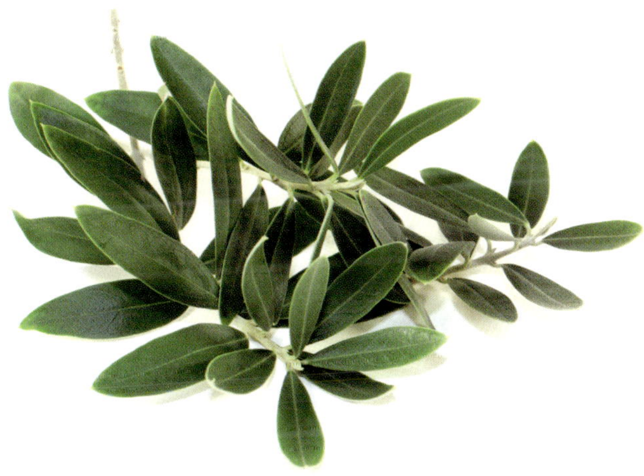

Entgiftungssalz

› Basensalz, Mariendistel, Koriander, Rotklee, Natron

Basensalz mit pH-Wert von 8,5 dient der Reinigung und Rückfettung der Haut, man bekommt es in Drogerien und Apotheken.

Mariendistel gehört zu den beliebtesten Heilpflanzen Europas und hat eine stark entgiftende Wirkung. Der Legende nach kam sie zu ihrem Namen, weil während die Heilige Maria ihr Kind stillte, einige Tropfen Milch auf die Blätter einer Distel gefallen sein sollen. Tatsächlich zieren weißliche Flecken die Blätter des Krauts.

Koriander ist eine Mittelmeerpflanze, die mit Kümmel, Fenchel und Anis verwandt ist und mit ihnen auch die verdauungsfördernde Wirkung teilt.

Rotklee enthält Isoflavone, die in den Wechseljahren gegen den Östrogenmangel helfen. Daneben ist der Rotklee für die Verdauungsorgane und die Blutreinigung hilfreich.

Natron, eigentlich *Natriumhydrogencarbonat,* ist ein uraltes Hausmittel und wird oft als wahres Wundermittel angepriesen. Es wirkt basisch.

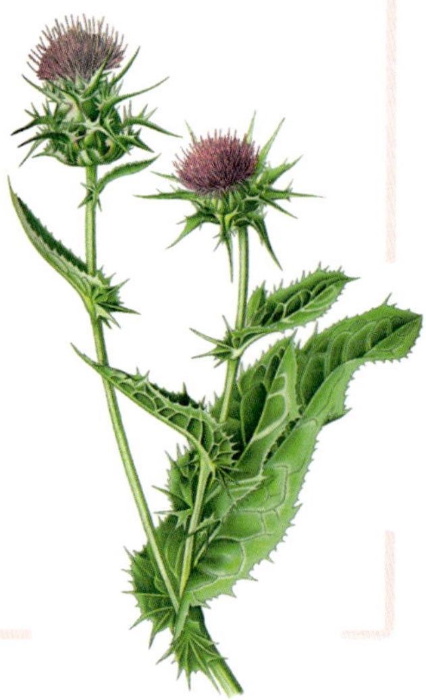

Das **Salz** im Entgiftungs-Fußbad hilft den Körper zu reinigen und von möglichen unerwünschten Stoffen wie Chemikalien und Schadstoffen zu befreien. Dies bedeutet Wohlbefinden auf allen Ebenen!

Entspannungssalz

› Himalayasalz, Zitronenmelisse, Zitronenverbene, Zitronenschalen oder -öl

Zitronen sind als hurtiges *Helferlein* immer zur Stelle, z. B. um die Haut zu beruhigen.

Zitronenmelisse hat eine beruhigende und stimmungsaufhellende Wirkung. In Chile nimmt man sogar an, dass sie hilft, schlank zu werden.

Zitronenverbene gilt in vielen Ländern als anerkanntes Hausmittel für zahlreiche Beschwerden des Nervensystems und des Verdauungstrakts. Eine wissenschaftliche Studie aus dem Jahr 2019 belegt, dass sich Schlafstörungen signifikant mit Hilfe von Zitronenverbene besserten.

EINE MISCHUNG AUS ALLEN DIESEN ZUTATEN KANN EIN PERFEKTES FUSSBAD ZUR ENTSPANNUNG ERGEBEN.

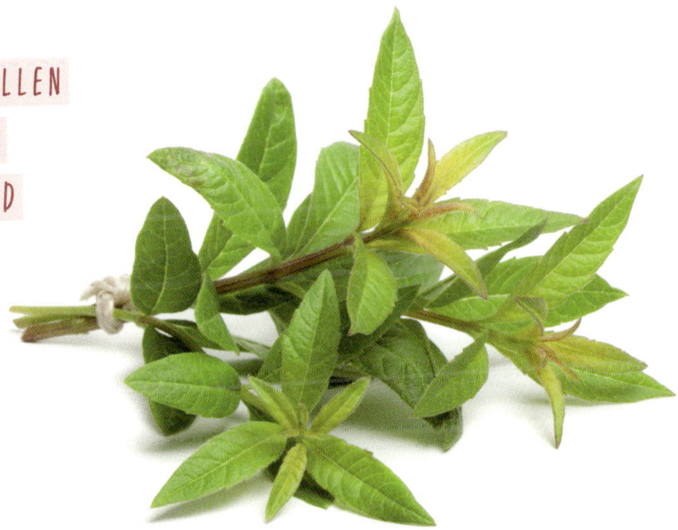

Erkältungssalz

› Kristallsalz, Eukalyptusblätter, Eukalyptusöl

Eukalyptus wird große Heilwirkung zugeschrieben. Vor allem ist er anregend, krampflösend, erfrischend und kann bei Atemwegserkrankungen, Blasenentzündungen und Nierenleiden hilfreich eingesetzt werden.

Der kräftig riechende Eukalyptus ist geradezu der Inbegriff der Erkältungsmittel. Sein ätherisches Öl findet man in zahlreichen Mitteln gegen Husten, Grippe usw., für Bäder, Inhalations- oder Einreibemittel.

Mein Papa hat bei Erkältungsbeschwerden immer ein großes Stofftaschentuch mit Eukalyptustropfen getränkt und damit auf sanfte Weise inhaliert und seine Symptome besiegt. Ich habe diese *Behandlungsmethode* beibehalten.

Die Eukalyptusart *Eukalyptus Citriodora* wird wegen seines frischen zitronigen Duftes gerne für die Behandlung von Kindern bei Erkältungsbeschwerden verwendet. Er ist milder als der klassische Eukalyptus.

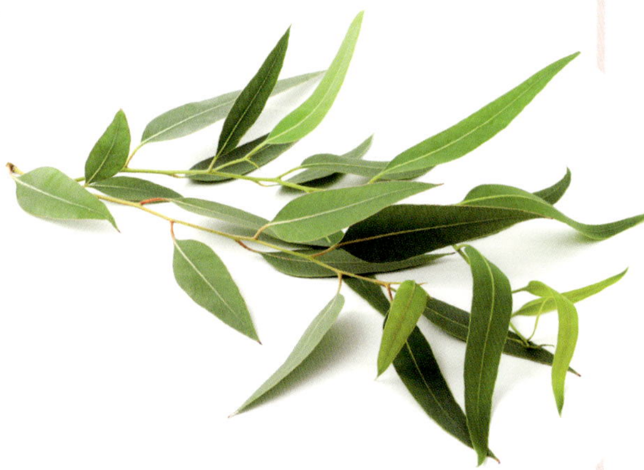

Fersenspornsalz

› Quell- und Meersalz, Beeren, Zirbenspäne, Ringelblumen, Schafgarbe, Arnika, Petersilie, Frauenmantel, Goldrute, Distel

› Natursalz, gleiche Teile getrocknete Brennnessel, getrocknete Minze, getrocknete Petersilie, getrockneter Rosmarin. Entweder als Mischung oder (je nach Vorhandensein der Kräuter) auch als Einzelzutaten.

Wenn bei jedem Schritt die Ferse schmerzt, als ob man einen Nagel im Schuh hätte, ist das meist ein Fersensporn. Die Abklärung erfolgt natürlich durch den Arzt. Der Fersensporn ist ein an und für sich harmloser kleiner knöcherner Auswuchs im Bereich des Fersenbeins. Fersensporne werden häufiger, da ein Mensch heute fast nur in Schuhen unterwegs ist und der Kontakt mit den unebenen Erd-, Sand- oder Grasflächen fehlt. Wer geht heute noch viel barfuß? Dabei wäre das die beste Vorbeugung.

WAS DEM KÖRPER ZUR BEKÄMPFUNG EINER ENTZÜNDUNG INNERLICH GUT TUT, IST AUCH ALS FUSSSALZ GEEIGNET.

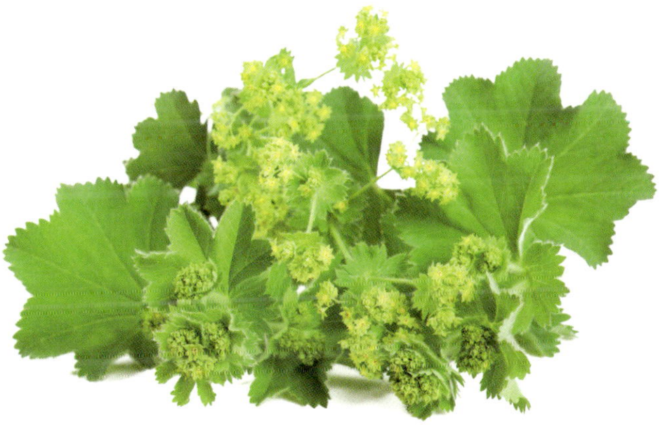

Harnwegesalz

› Natursalz, Preiselbeeren und Preiselbeeröl

Preiselbeeren gelten als besonders wertvolles Heil- und Nahrungsmittel. Ihr hoher Anteil an Vitaminen, Mineralstoffen und ihr hoher Anthocyan-Gehalt machen die Pflanze zu einer wahren Kraftquelle. Sie gehört zur Familie der Heidekrautgewächse, gedeiht in ganz Europa und wird seit Langem sowohl in der Küche als auch in der Volksheilkunde als schmackhafte, vitaminreiche und heilsame Frucht geschätzt.

Für das Fußbadesalz nimmt man entweder getrocknete Blätter oder getrocknete Früchte und zusätzlich ein paar Tropfen des ätherischen Öls.

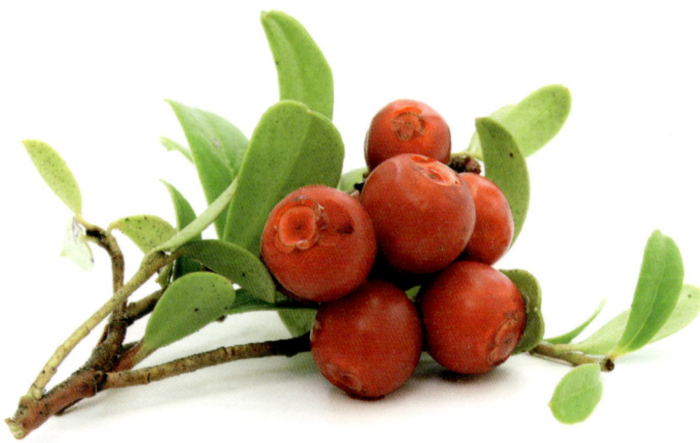

Hautbildsalz

› Himalayasalz, Rosenblätter und Rosenöl

Die größte Liebhaberin der Rosen in der Geschichte dürfte Kaiserin Josephine, die Gemahlin Napoleons I., gewesen sein. In ihren prächtigen Gärten rund um das Schloss Malmaison ließ sie alle damals bekannten Rosenarten anbauen. Zum Zeitpunkt ihres Todes wuchsen dort 250 verschiedene Sorten. Rosenliebhaber und Gärtner können mittlerweile unter mehr als 30.000 Rosensorten wählen.

Für das Rosensalz verwende ich verschiedenste Rosenblätter aus dem eigenen Garten sowie Rosenöl aus einer Destille in Kazanlak in Bulgarien, die aus den Blättern der Damaszener Rose das kostbarste Rosenöl der Welt destilliert.
Für nur einen Liter Rosenöl sind rund vier Tonnen der Blätter nötig.

Rosenöl beruhigt und pflegt irritierte und sensible Haut, deshalb wird es auch bei Narben, Verbrennungen oder Pigmentflecken und Falten angewendet.

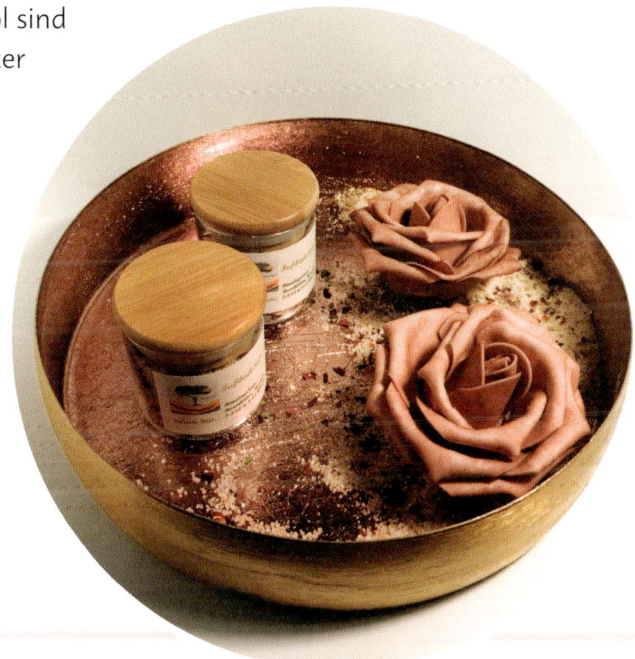

Hautsalz

› Natursalz, Beinwell, Ringelblume und Teufelskralle. Vom Beinwell die Blätter und/oder Wurzeln nehmen, Ringelblumen- und Teufelskrallenblüten- und blätter.

Beinwell und seine Verwendung als Heilpflanze ist seit alters her bekannt. Schon die ägyptische Königin Kleopatra verwendete einen Brei der Beinwellwurzel bei Verletzungen. Heute zählt Beinwell mit zu den wichtigsten Arzneipflanzen, vor allem für Muskel- oder Gelenkbeschwerden und für bestimmte Wundheilungsstörungen.

Die **Ringelblume** kam mit den Kreuzfahrern Ende des 11. Jhs. nach Europa. Heutzutage wird sie bei verschiedenen Hauptproblemen als Retterin in der Not eingesetzt.

Die **Teufelskralle** ist eine Heilpflanze, die zu ihrem Namen wegen der Form ihrer Früchte und der Tatsache, dass sich Tiere immer wieder an ihnen verletzen, gekommen ist. Aus der knolligen Wurzel werden die Heilstoffe gewonnen, die gerne bei Hautleiden, ja sogar bei der schmerzhaften Gürtelrose eingesetzt werden.

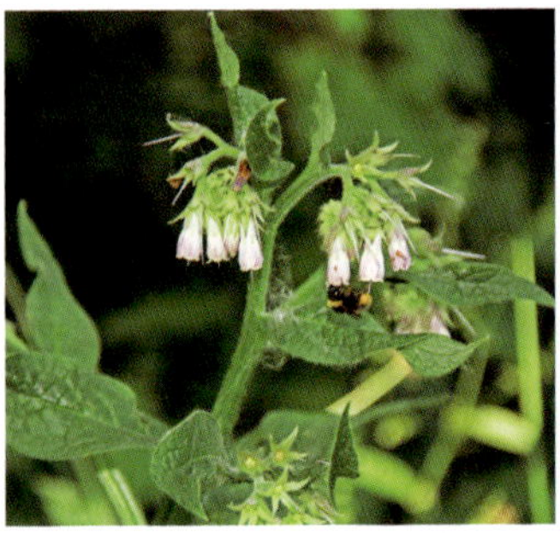
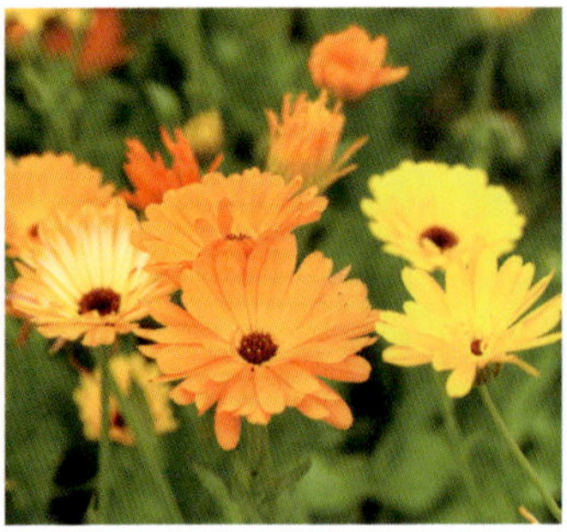
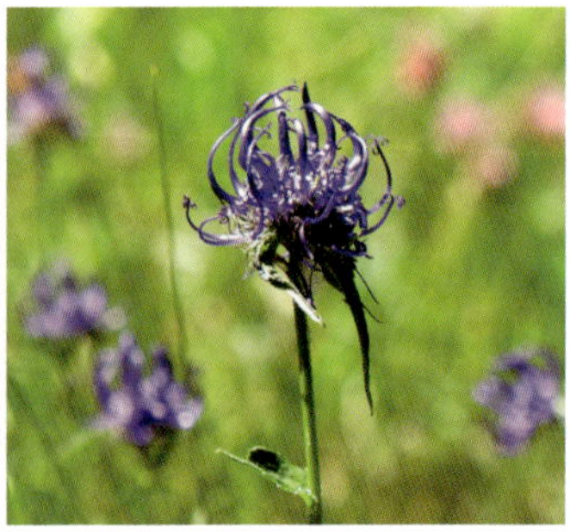

Hornhautbändigersalz

› Meersalz, Blätter vom Zitronenbaum, Ringelblumen-Blüten, Kamillenblüten, Natron, äth. Bergkiefernöl, äth. Lavendelöl

Hornhaut kennt und hat jeder. Erst wenn sie dicker wird, zu schmerzenden Schwielen führt oder unschön aussieht, wird es Zeit, dagegen vorzugehen. Grundsätzlich bildet die Hornschicht eine Barriere, die die Haut gegen äußere Faktoren und vor ihrem natürlich einsetzenden Feuchtigkeitsverlust schützt.

Meersalz wird aus der Verdunstung von Meerwasser gewonnen.

Zitronenblätter sind länglich-oval, am Rand leicht gesägt oder gekerbt. Die saure Eigenschaft der Zitrone hilft Hornhaut zu erweichen.

Lavendelöl verhindert das schnelle Nachwachsen der Hornhaut.

Ringelblume (*Calendula officinalis*) wird als Heilpflanze heute vor allem bei Hautbeschwerden oder zur Wundbehandlung genutzt.

Echte Kamille heilt wunde Haut. Aufgrund ihrer entzündungshemmenden und antibakteriellen Wirkung ist sie ein wichtiger Bestandteil eines Fußbades.

Das Fußbadewasser löst die Verhärtungen. Durch den Zusatz von **Natron** wird der ph-Wert der Haut wieder ins Gleichgewicht gebracht.

Bergkiefern-Öl dringt in die verhornte Hautschicht ein und erweicht sie. Dadurch lässt sich die abgestorbene Haut leicht ablösen.

- Bei **sehr trockener Haut** hilft ein Zusatz Sesam- oder Olivenöl im warmen Fußbadewasser.

- Bei **stark verdickter Hornhaut** ist dieses spezielles Salz-Fußbad perfekt. Es reinigt, wirkt keimtötend und entsäuert. Dicke Hornhaut deutet nämlich unter anderem auf massive Übersäuerung des Körpers hin.

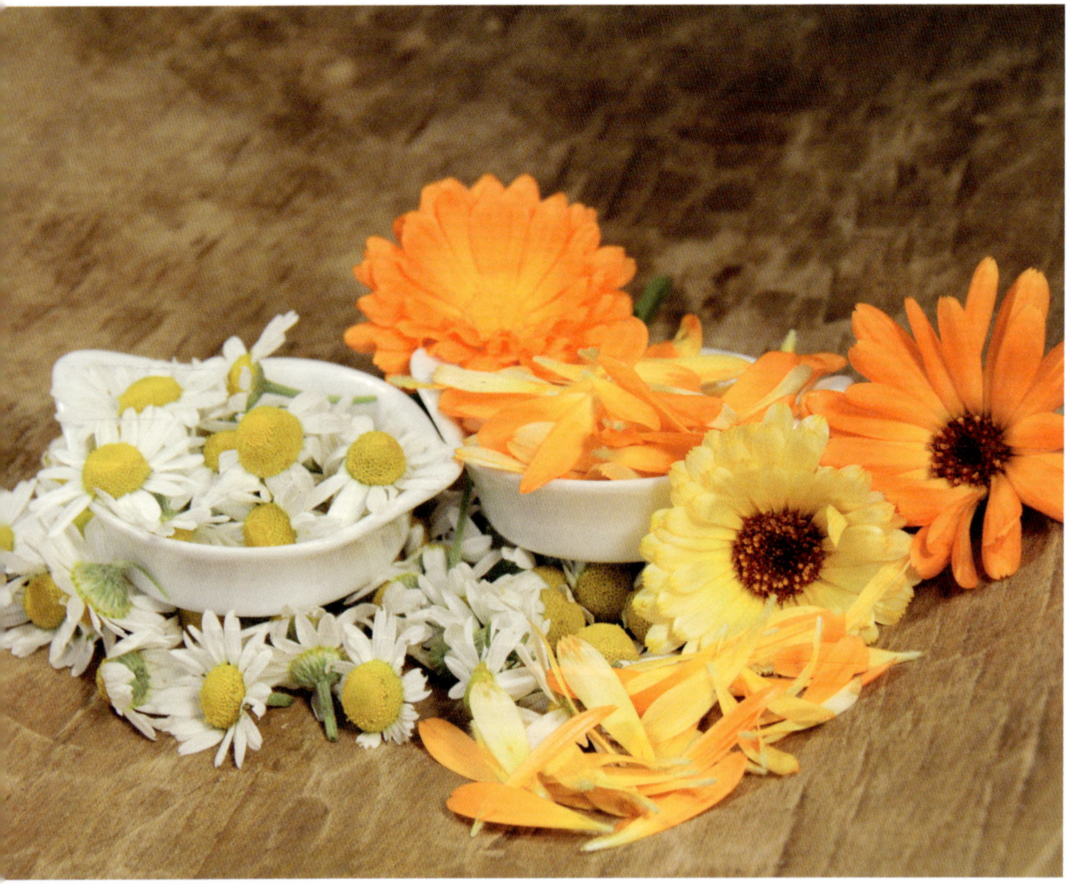

Immunsystemsalz

› Natursalz, Hagebuttenpulver

Hagebutte stärkt das Immunsystem und gilt als natürliches Antibiotikum. Wichtig für den Cholesterin- und Fettstoffwechsel sowie bei Gelenkbeschwerden und Arthrose.

Die Hagebutte wächst am Strauch der Heckenrose, die man auch Hundsrose nennt. Als Hagebutten bezeichnet man die Sammelnussfrüchte der Rosenarten, die als Urformen der zahlreichen Zuchtrosen gelten.

Die Früchte werden zu Herbstbeginn im September und Oktober gesammelt. Man trocknet die Hagebutten-Früchte schonend in dünnen Schichten und verarbeitet sie dann zu Hagebuttentee oder -pulver.

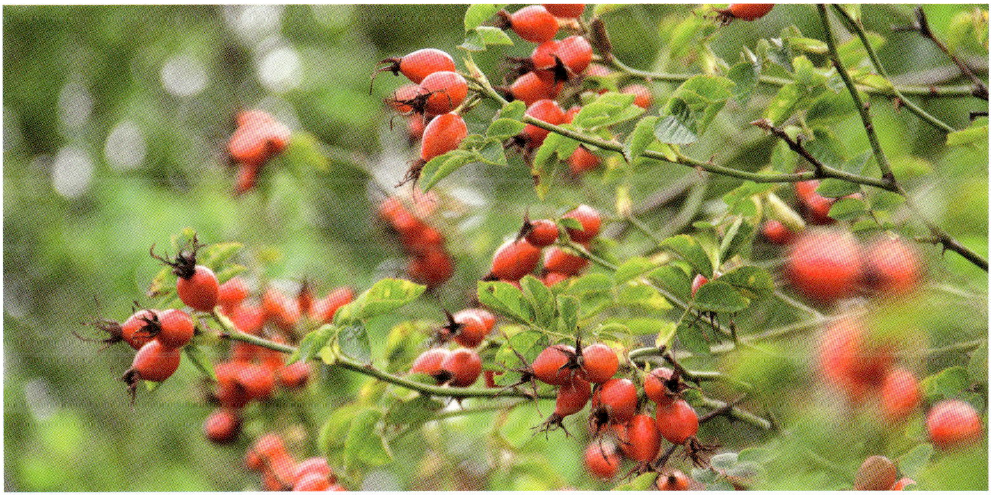

Migränesalz

› Himalayasalz, Baldrian, Mädesüß, Waldmeister

Baldrian (*Valeriana officinalis*) wirkt beruhigend, krampflösend und entspannend, deshalb wird er bevorzugt bei Unruhe und Spannungszuständen sowie Schlafstörungen eingesetzt.

Mädesüß wird *Aspirin der Wiese* genannt, weil die in der Pflanze enthaltenen Salicylsäureverbindungen sowohl eine schmerzstillende als auch entzündungshemmende Wirkung haben.

Waldmeister war bereits in der Antike und im Mittelalter als Heilkraut bekannt. Die Blüten der Pflanze wurden als Pulver zerstoßen und bei Brandwunden verwendet. Blätter und Blüten werden für Fußbäder eingesetzt, um *ermüdete Glieder* zu beleben.

In der Volksmedizin wird das Waldmeisterkraut besonders bei nervösen Unruhezustände, Einschlafstörungen und bei Migräne eingesetzt.

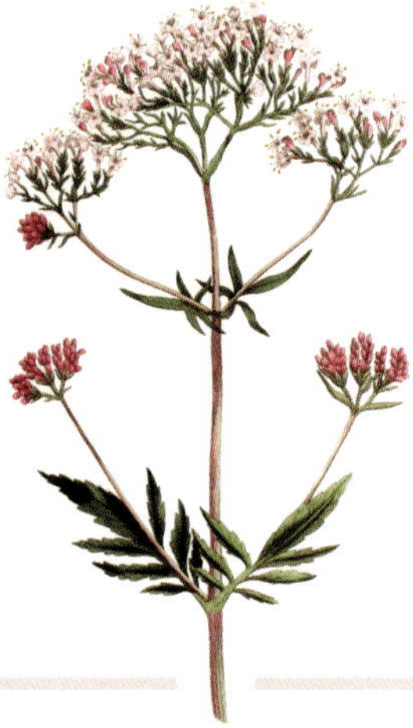

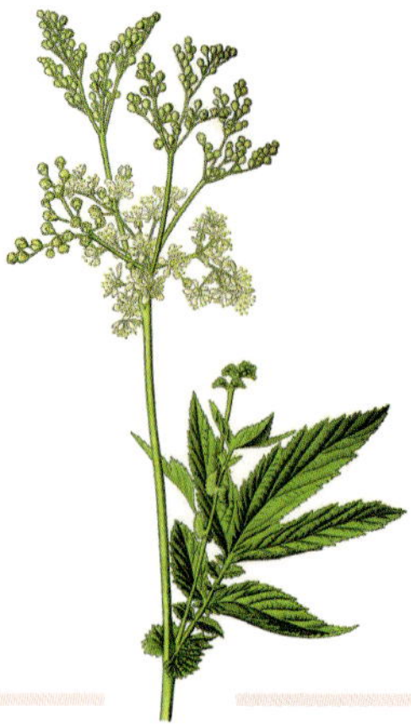

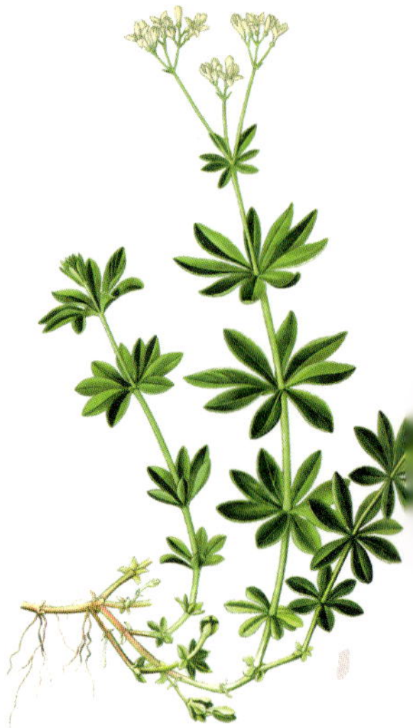

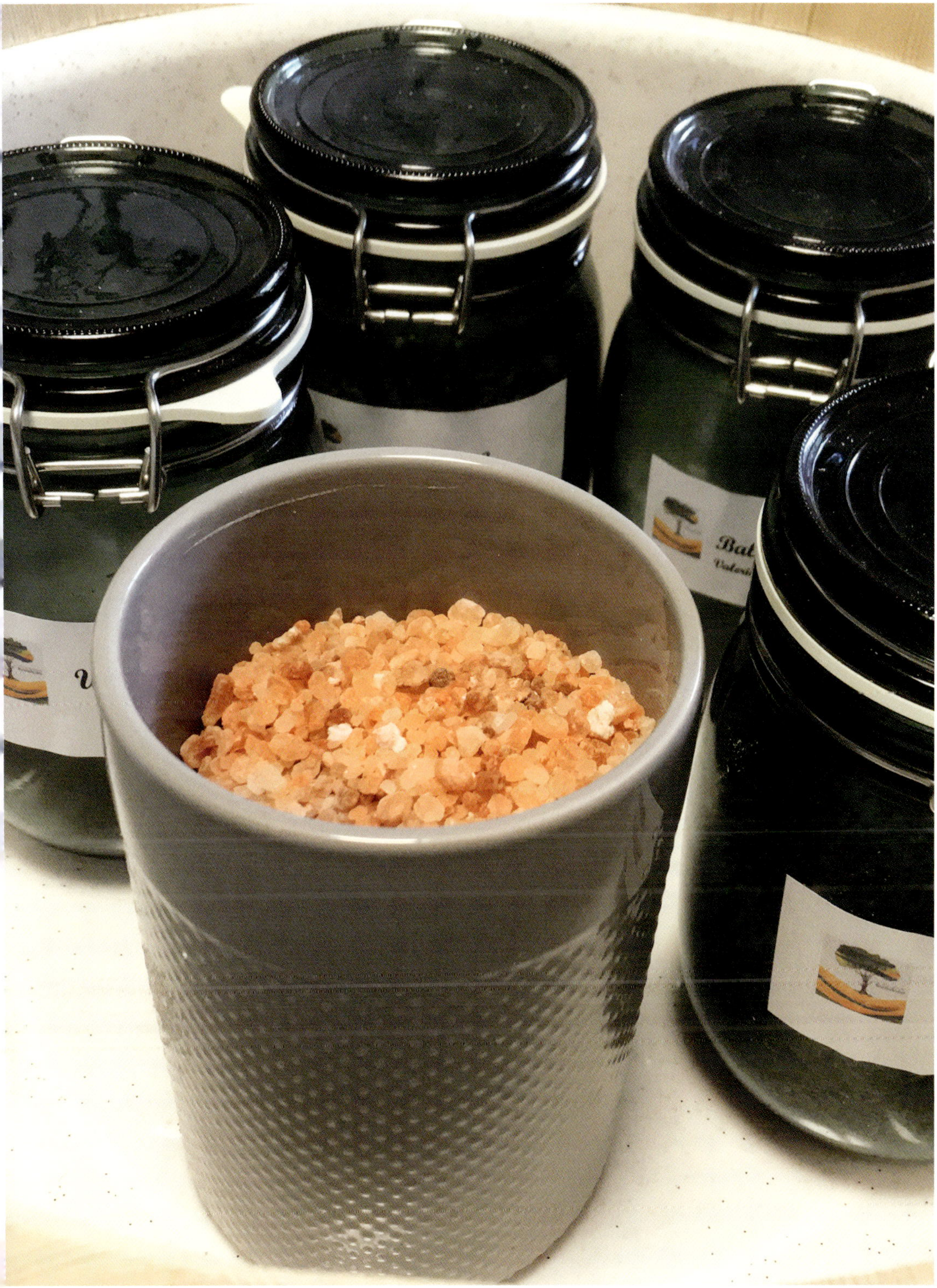

Muntermachersalz

› Natursalz, Herzgespann, Kaffee, Kardamom, Mädesüß, Wacholder, Angelikawurzel-Öl

Herzgespann wirkt beruhigend und entkrampfend, verbessert die Durchblutung des Herzens, senkt den Blutdruck und stärkt das Herz.

Kaffee ist verdauungsfördernd, schützt Leber und Bauchspeicheldrüse und kann vermutlich das Risiko für Parkinson und Alzheimer reduzieren.

Kardamom dient zur Erfrischung des Atems und als Hilfsmittel gegen Kater. Die Volksheilkunde verwendet die Früchte bei Brechdurchfall und Schwangerschaftserbrechen.

Mädesüß wirkt wasser- und schweißtreibend sowie entzündungshemmend.

Wacholder ist sehr heilwirksam. Ein Fußbad fördert die Durchblutung, hilft gegen Schwellungen, lindert Nervenschmerzen sowie Beschwerden bei Hexenschuss und Ischias.

Angelikawurzel hilft bei Völlegefühl und Blähungen; sie desinfiziert den Darm und stimuliert die Gallensaftbildung.

→ *Achtung:* In der Schwangerschaft ist vom Gebrauch der Angelikawurzel abzusehen.

Notfallsalz

› Kristallsalz, Frauenmantel, Gänseblümchen, Salbei

Frauenmantel wird seit Jahrhunderten für kosmetische und pflegende Prozeduren geschätzt. In der Naturheilkunde wird der Frauenmantel bei Nierenproblemen, Erkältungs-, Menstruations- und Wechseljahrbeschwerden eingesetzt.

Gänseblümchen (*Bellis perennis*), die *ausdauernde Schöne* kann auf Grund ihrer widerstandsfördernden Kräfte bei Erschöpfungserscheinungen, aber auch bei Hautproblemen oder bei hartnäckigem Husten unterstützend eingesetzt werden. Sie rundet im Fußbadesalz die positiven Wirkungen von Salbei und Frauenmantel ab.

Salbei ist eines der häufigsten Hausmittel. Vorrangig werden die Blätter des Lippenblütlers bei Erkältungsbeschwerden, Entzündungen des Mund- und Rachenraums sowie gegen krankhaftes Schwitzen verwendet. Im Fußbad ist er imstande, zu hohe Talgproduktion zu reduzieren.

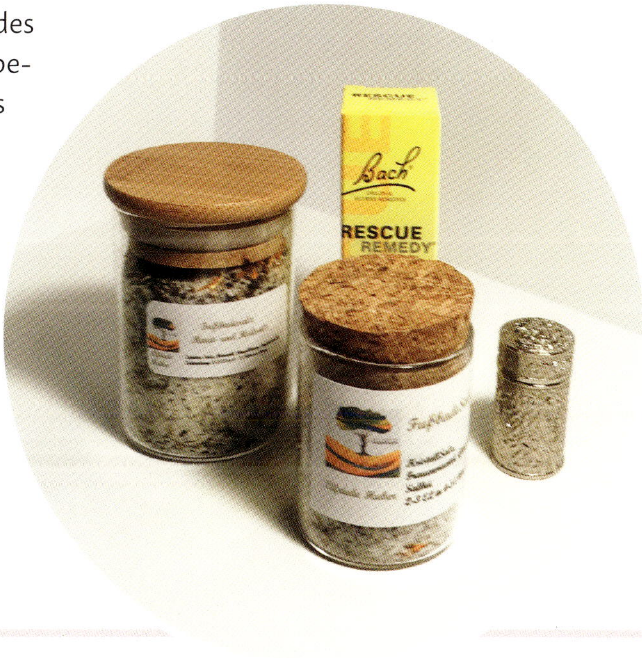

Schutzengelsalz

› Himalayasalz, Nelken, Frauenmantel, Ringelblume, Hibiskus, Zitronenmelisse, Weihrauch, ätherisches Helichrysumöl, ätherisches Honigöl

Das Schutzengelsalz wird ebenso gemacht wie alle anderen Fuß-Badesalze. Man nimmt 5 Teile Salz und 2 Teile der Mischung aller oben genannten Kräuter mitsamt den ätherischen Ölen.

Honigöl wird aus Bienenwaben extrahiert und riecht ausgesprochen süßlich. Auch **Helichrysumöl** hat den feinen Geruch von Honig. Es wird aus dem Currykraut (Italienische Strohblume) erzeugt und wächst bereits in vielen Gärten. Die **Nelken** sind getrocknete Nelkenblüten (keine Gewürznelken) Man kann jede Gartenform nehmen, aber natürlich auch die zarten Blüten einer Karthäusernelke oder andere wild wachsender Wiesennelken. **Frauenmantel** und **Ringelblume** hat man zumeist im Garten, ebenso die eine oder andere **Hibiskusblüte** und **Zitronenmelisse**. Der Weihrauch stammt aus einem guten Räucherladen.

All diese Blüten und Düfte sind bestens geeignet, dem eigenen Schutzengel ein harmonisches Umfeld zu schaffen. Viele Menschen glauben, die leise innere Stimme, die sie manchmal vernehmen, ist die ihres Schutzengels. Meist meldet er sich dann, wenn wir uns von unserem Lebensplan entfernt haben und eine falsche Richtung eigenschlagen haben.

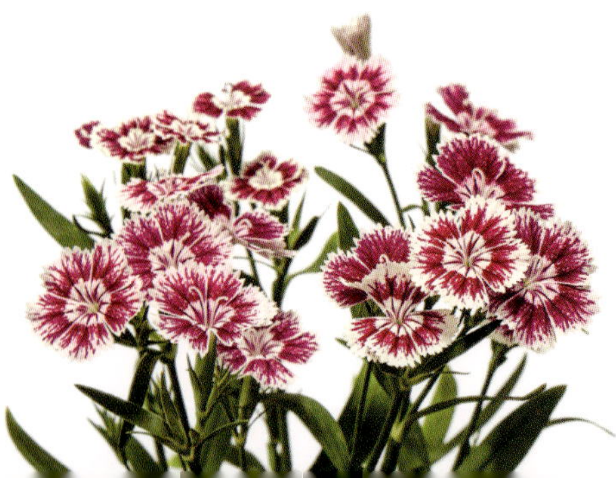

Schweißfüßesalz

› Grobkörniges Meersalz, Beifuß, Buchs, Frauenmantel, Lavendel, Minze, Ringelblume, Zirbenspäne

› Natursalz und einer Mischung der unten genannten Kräuter oder Rinden.

Gute Pflanzen gegen Schweißfüße sind außerdem: Zimtrinde, Salbei, Eichenrinde, Thymian, Walnussblätter und Weidenrinde.

Man nimmt das, was man im Küchen- oder Apothekerschrank findet und sich als besonders wirksam erweist. Bei manchen Menschen wirkt Salbei am besten, bei manchen die Zimtrinde, andere wieder sprechen besonders gut auf Thymian oder auf Waldnussblätter an. Alle Rinden, aber auch Walnuss, Thymian oder Salbei wirken darüber hinaus zusammenziehend, was sich auf Schweißdrüsen generell gut auswirkt.

Pro Minute sondern die Fußsohlen etwa 50 Milligramm Schweiß ab, bei manchen Menschen ist die Menge höher. Die Hornhaut der Fußsohlen wird feucht, Bakterien vermehren sich explosionsartig und das Keratin der Hornhaut wird zersetzt. Dabei entsteht der typische *Schweißfuß-Geruch*, der meist ziemlich unangenehm ist. Man entgiftet über die Füße, das heißt, wenn man z. B. viel raucht, Alkohol trinkt oder sich ungesund ernährt, ist der Geruch noch intensiver.

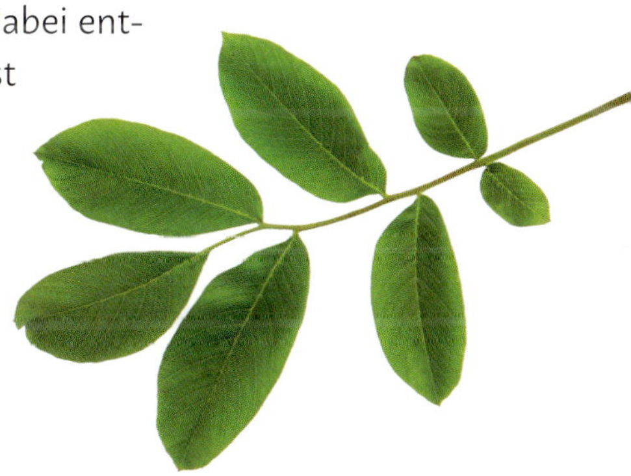

Stoffwechselsalz

› Salz, Basilikum, Kresse, Lorbeerblätter, Schnittlauch

Basilikum stärkt nicht nur die Verdauungsorgane, sondern beruhigt auch die Nerven, kann Migräne lindern und gute Dienste in der Frauenheilkunde leisten.

Kresse kann bei Schilddrüsenüberfunktion eingesetzt werden. Sie soll den Blutzucker regulieren und gilt als Schutzengel für das Herz-Kreislaufsystem. Außerdem unterstützt sie die Entgiftung.

Lorbeer wurde schon von alters her als Heil- und Gewürzpflanze gewürdigt. Die ätherischen Öle in den Blättern sollen die Magensäfte anregen. Deren leicht narkotisierende Wirkung soll Hautausschläge und rheumatischen Beschwerden lindern.

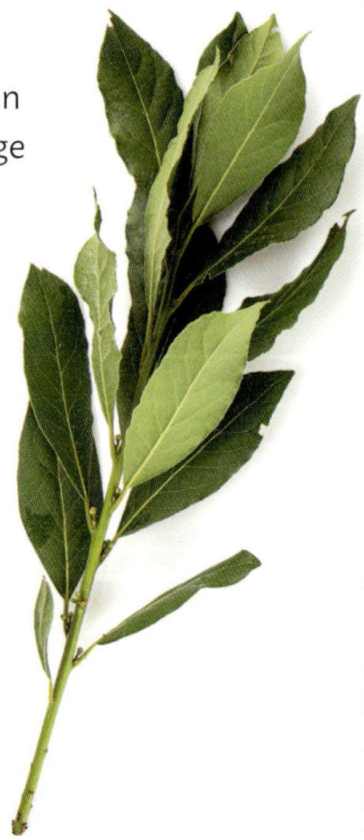

Schnittlauch ist kein Heilkraut im herkömmlichen Sinn, doch enthält er wichtige Vitamin- und Mineralstoffe und wirkt dadurch gesundheitsfördernd.

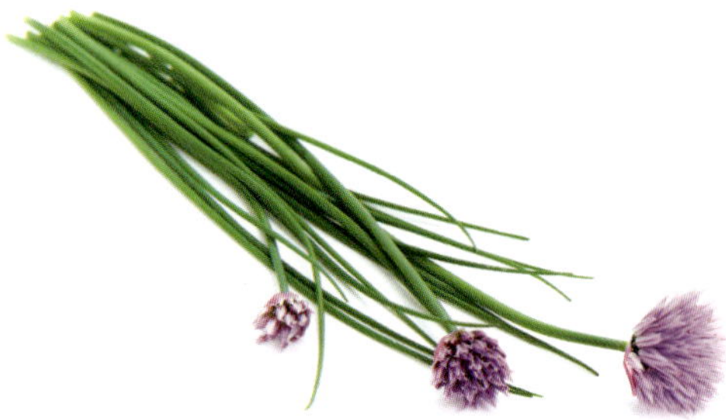

Verdauungssalz

› Natursalz, Anis, Fenchel, Kamille, Kümmel

Anis ist eine alte Gewürz- und Heilpflanze, die den Menschen schon seit vielen Jahrtausenden begleitet und der eine schleimlösende und blähungswidrige Wirkung nachgesagt wird.

Fenchel stammt ursprünglich aus dem Mittelmeerraum. Schon die alten Kulturen Arabiens und Chinas kannten Fenchel und nutzten ihn als Heilmittel. Er gilt als appetitanregend und verdauungsfördernd.

Kamille ist eine der beliebtesten Heilpflanzen in Europa. Zu Recht verwenden viele Großmütter die Kamille für alle Arten von Beschwerden, denn sie kann als wahrer Tausendsassa eingesetzt werden und ist besonders beruhigend und magenstärkend.

Kümmel gilt als das älteste bekannte Heilkraut in Europa. Die Hauptanwendungsgebiete sind heute vor allem Magen- und Darmerkrankungen sowie Verdauungsbeschwerden.

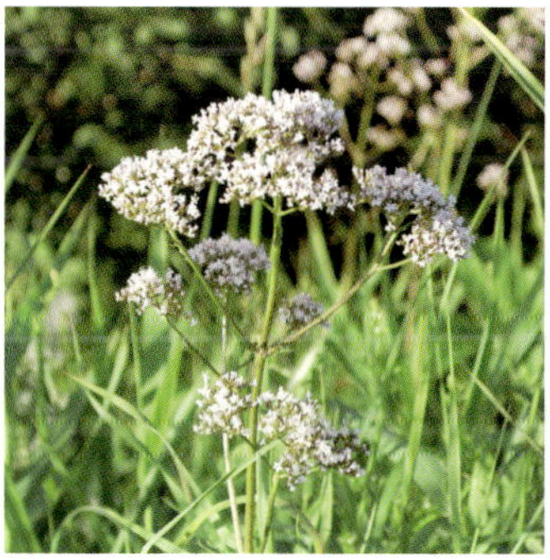
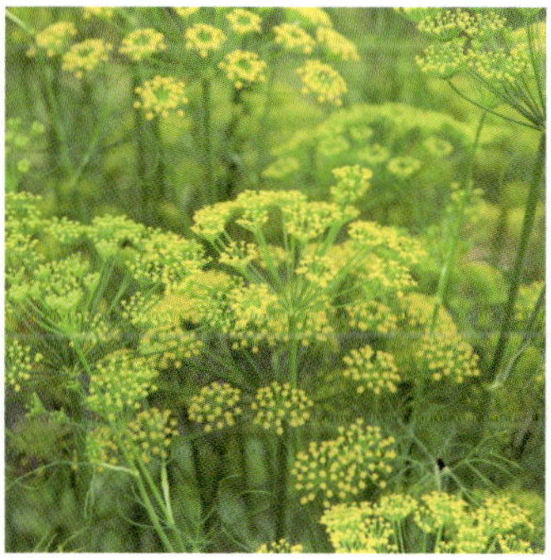
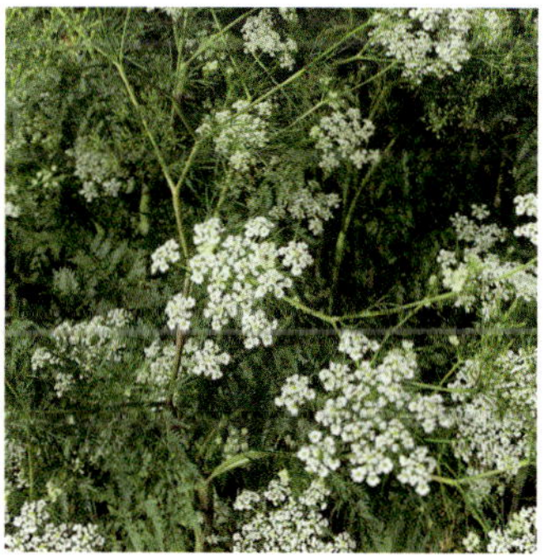

Verletzungssalz

› Quellsalz, Heublumen, Lavendel

Bei wenigen Zutaten greift man auf das Mischungsverhältnis 6:1 zurück. Man mischt 6 Teile Salz mit 1 Teil getrockneter Kräuter.

Heublumen und getrockneten Lavendel hat man fast immer im Haus, sie sind also schnell zur Hand, wenn man eine Verletzung davongetragen hat.

Auch **Heublumen** zählen zu den Kräutern, weil sie aus unzähligen Wiesenblumen bestehen. Heublumensäcke sind gut bei vielerlei Leiden und natürlich auch dann, wen der Körper durch eine Verletzung geschwächt ist.

Lavendel beruhigt Geist und Seele, was beträchtlich zur Heilung beiträgt.

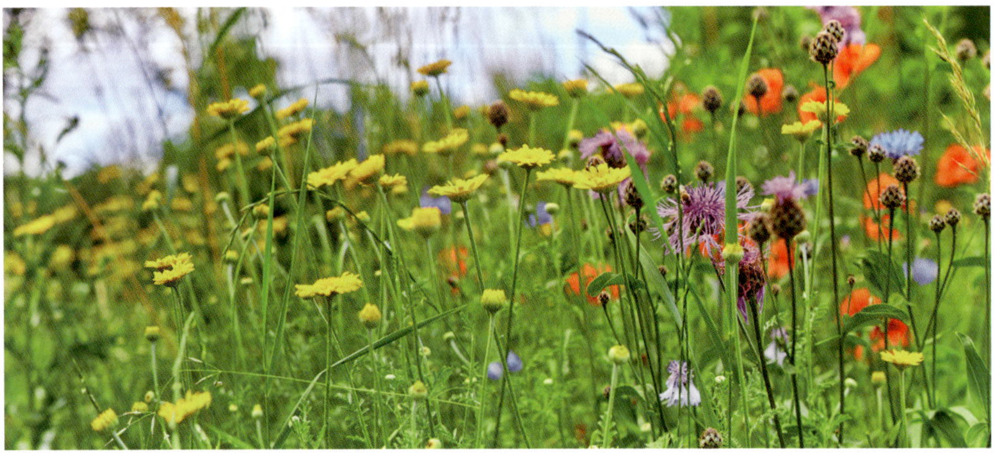

Verspannungssalz

› Kristallsalz, Minzenblätter und Pfefferminzöl

Minze entkrampft und entspannt. Deshalb kann sie auch gut bei Kopfschmerzen eingesetzt werden, aber auch bei Magen- und Darmbeschwerden und bei Übelkeit.

20 bis 30 verschieden Minzearten kommen in der Natur vor. Sie kreuzen sich gerne. So entstehen auf natürliche Art und Weise diverse Minzenhybride mit unterschiedlichen Eigenschaften.

Für meine Salze verwende ich unter anderem **Pfefferminze**, deren hoher Gehalt an Menthol eine antibakterielle und entzündungshemmende Wirkung hat.

Achtung: Das konzentrierte Minzöl sollte nicht in reiner Form verwendet und von Schwangeren gemieden werden!

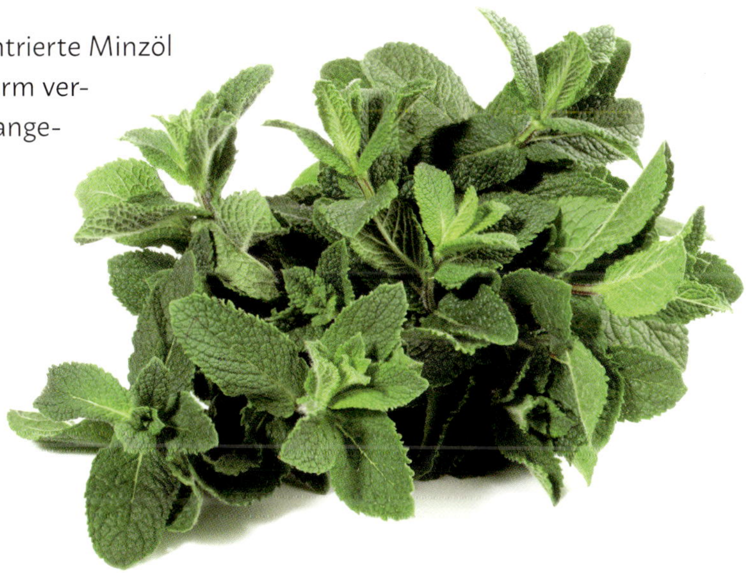

Virenkillersalz

› Natursalz, Thymian, Salbei, Meerrettich-Wurzel, äth. Minzeöl

Viren und Bakterien sind für unterschiedliche Krankheiten beim Menschen verantwortlich. Krankheiten, die durch Viren verursacht werden, sind zum Beispiel Erkrankungen der Atemwege wie Erkältungen und Grippe.

Meerrettich, auch **Kren** genannt, wird in der Küche und in der Pflanzenheilkunde eingesetzt. In der Wurzel stecken viele gesunde Inhaltsstoffe. Die Senföle, die beim Reiben frei werden, bekämpfen nachweislich verschiedene Keime. Kren hilft bei Erkrankungen der oberen Atemwege, aber auch bei Harnwegsinfekten; er fördert die Durchblutung und wirkt schmerzlindernd.

Das ätherische Öl der **Minze** lindert Schmerzen und wirkt entkrampfend; es erleichtert die Atmung und kann zum Inhalieren und als Badezusatz verwendet werden.

Die Rosmarinsäure im **Salbei** wirkt entzündungshemmend und in höherer Konzentration schweißtreibend. Das Fußbad hilft, die Erkältung einzudämmen.

Achtung: Werdende und stillende Mütter sollten vorsichtig im Umgang mit Salbei sein!

Die Wirkstoffe von **Thymian** lösen Hustenkrämpfe und werden deshalb gern bei Bronchitis und Katarrhen der oberen Luftwege verwendet.

GEBURTSTAGSSALZE

- *Januar*
- *Februar*
- *März*
- *April*
- *Mai*
- *Juni*
- *Juli*
- *August*
- *September*
- *Oktober*
- *November*
- *Dezember*

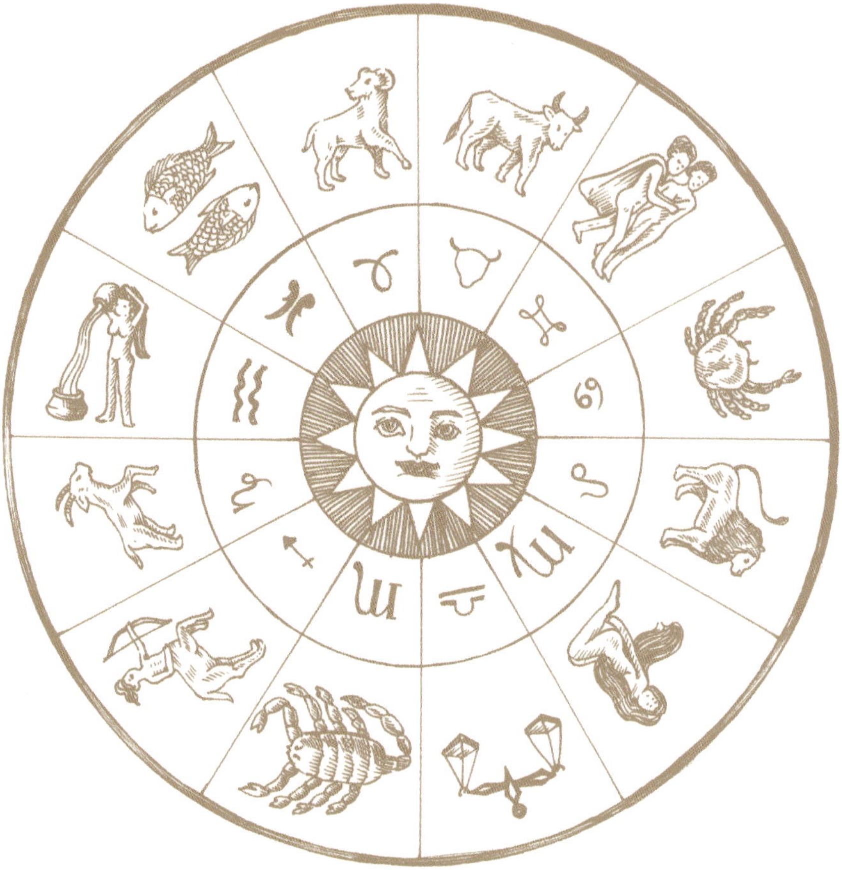

Geburtstagssalze

Abhängig von Tag und Zeitpunkt unserer Geburt gehören wir einem Stern- und Tierkreiszeichen an. Jedem Geburtstag werden ein Heilstein und eine Pflanze und ein Baum zugeordnet und jeder hat seinen eigenen Duft und eigene Energie.

Geburtstage sind ganz besondere Tage im Leben für jeden von uns.

Tage, um Rückschau zu halten auf das, was war; Tage, um Pläne zu machen für die kommende Zeit, und Tage, um für das Leben zu danken, das uns geschenkt wurde.

Geburtstage lassen sich feiern und genießen, sind vielleicht auch Anregung, um über das Leben nachzudenken. Auf jeden Fall aber zu **leben**.

> *Man sagt immer, die Lebenszeit ist kurz, allein der Mensch kann viel leisten, wenn er sie recht zu benützen weiß.*
>
> Johann Wolfgang von Goethe

Kristalle

Salzkristalle sind Salze in kristalliner Form. Salze in kristalliner Form sind härter als in anderen Aggregatzuständen. Man vermutet, dass Salzkristalle das älteste Material des Sonnensystems sind. Das Besondere ist, dass jeder Salzkristall Kristallwasser enthält, welches normalem Wasser gleichkommt und somit der Ursprung allen Lebens sein könnte. Vielleicht ist dies mit ein Grund für die Beliebtheit von **Badesalzen**.

Wenn es um Kristalle geht, ist ein kleiner Schwenk zu **Heilsteinen** unumgänglich. Diese sind natürlich vorkommende Edelsteine und Kristalle, die dazu fähig sind, mit menschlichen Korperzellen in Kontakt zu treten. Heilsteine wirken auf vielfältige Art und Weise, zum Beispiel zellinformativ, energetisierend oder farbintensiv. Sie können den Mineralhaushalt im Körper harmonisieren und so positiv auf unsere Gesundheit einwirken.

Steine können auf unterschiedlichste Art eingesetzt werden, als Heilsteine, als Ausgleichssteine oder auch als Schmucksteine. Ebenso bekannt sind Wassersteine und deren Wirkung. In der Literatur über Steinheilkunde finden wir auch Begriffe wie Geburtssteine und Monatssteine.

Hildegard von Bingen schrieb als Erste ausführlich über die Wirkung von Heilsteinen. In ihrem Heilsteine-Lexikon finden sich Berichte über 24 Heilsteine, die größtenteils noch heute von der Steinheilkunde wegen ihrer Heilwirkungen geschätzt und eingesetzt werden.

Januar

Der Januar (lateinisch *mensis Ianuarius*) bzw. Jänner ist der erste Monat des Jahres im gregorianischen und im julianischen Kalender. Er hat 31 Tage.

Benannt ist er nach dem römischen Gott Janus, der mit zwei Gesichtern dargestellt wird. Eines sieht, was drinnen – das andere, was draußen geschieht. Der alte Monatsname *Hartung* für Januar verrät, dass der Monat als der kälteste Monat im Jahr gilt.

Vom 22. Dezember bis zum 20. Januar hat der Steinbock das Sagen.

Er steht für Stabilität, Struktur, Ordnung, aber auch für Strenge und Härte.

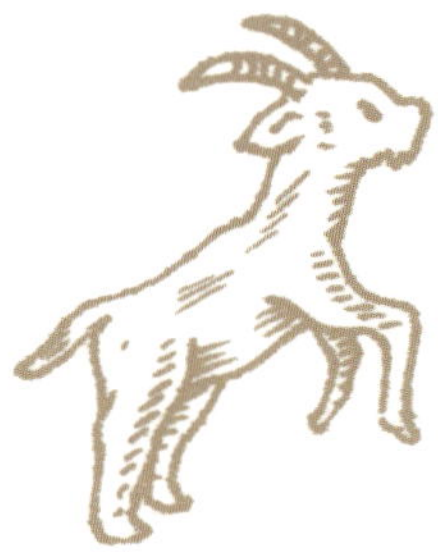

Der Steinbock-Mensch sollte besonders auf seinen Bewegungsapparat achten und die Durchblutung fördern.

Geeignete Heilpflanzen sind der Ackerschachtelhalm, Arnika, Teufelskralle, Beinwell, Knoblauch, Pfeffer oder Kurkuma.

Jeder Monat hat eine Art florales Sternzeichen. Dem Januar wird die **Nelke** zugeordnet. Diese fasziniert und steht für Liebe und Andersartigkeit.

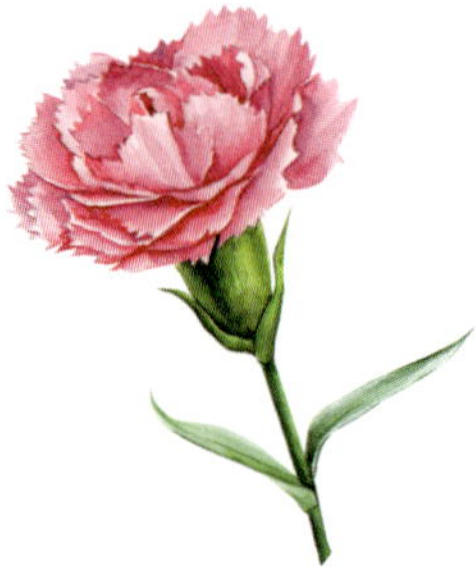

Kräuterpfarrer Weidinger ordnet der Zeit vom 23. Dezember bis 1. Januar den Apfelbaum zu; vom 2. bis 11. Januar gilt die Tanne und vom 12. bis zum 24. Januar die Ulme als Geburtsbaum. 25. Januar bis 3. Februar dominiert die Zypresse.

Der Apfel war stets ein Symbol der Unsterblichkeit und galt als Verjüngungsmittel. Apfelbaum-Menschen vermitteln zwischen Himmel und Erde, zwischen Ideal und Wirklichkeit, zwischen Gut und Böse.

Die **Weißtanne** heißt lateinisch *Abies alba* und gilt als die Königin des Waldes. Ihr Baumwipfel beherbergt ihre Krone, die jedes Jahr in sich zerfällt und sich immer wieder erneuert. Menschen, deren Geburtsbaum die Tanne ist, sind Persönlichkeiten von Seelengröße und Zurückhaltung, mit einer außergewöhnlichen Liebe für das Schöne.

Sehr alt ist die Vorstellung, dass die Abstammung des Menschen auf Bäume zurückgeht. Entsprechend den zwei Geschlechtern der Menschen entstanden so Frauen- und Männerbäume. Die **Ulme** galt als männlicher Baum. Die Ulme ist nicht waldbildend, man trifft einzelne Bäume und vereinzelt Baumgruppen. Ulmen-Menschen sind sehr verletzbar, dabei aber sehr optimistisch.

Die treue **Zypresse** gilt als Symbol der unsterblichen Seele. Dieser Baum hat ein sehr witterungsfestes Holz und eine spürbar heilende Kraft. Das Zypressenöl besitzt zusammenziehende Kräfte. Zypressen-Menschen sind stark, solid und stämmig und gleichzeitig biegsam.

Februar

Das Wort Februar leitet sich vom lateinischen Wort *Februare* ab, was so viel wie *reinigen* bedeutet. Ein alter Name für den Februar ist das althochdeutsche Wort *Hornung*, wahrscheinlich abgeleitet von *horen*, was so viel wie *paaren* bedeutet. Der Februar wird auch **Lichtmessmonat** genannt.

Vom 21. Januar bis zum 19. Februar dominiert der Wassermann.

Er ist ein individueller Charakter, originell und außergewöhnlich. Er steht für Wunsch nach Unabhängigkeit, klare gesellschaftliche Normen und gilt als freiheitsliebender Visionär.

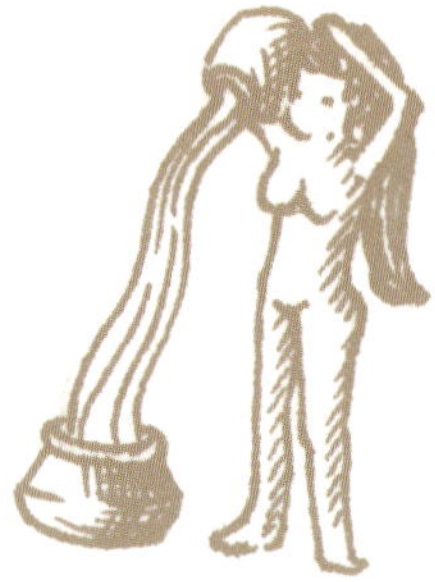

Der Wassermann-Mensch sollte besonders auf seine Unterschenkel und Sprunggelenke achten, aber auch auf das Nervensystem. Juckreiz, Augenzuckungen oder Herpes sind typische Wassermannerscheinungen.

Für Menschen dieses Sternzeichens sind viel Vitamin B in jeder Form und Pflanzen wie Arnika, Johanniskraut, Baldrian, Lavendel, Melisse, Wacholder oder Minze hilfreich.

Dem Februar werden **lilafarbene Blumen** zugeordnet, wie Iris, Amaryllis oder Azalee.

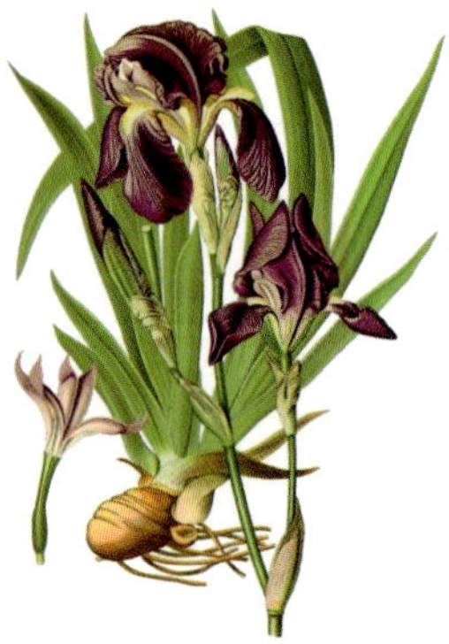

Kräuterpfarrer Weidinger ordnet der Zeit vom 25. Januar bis zum 3. Februar die Zypresse zu. Vom 4. bis 8. Februar gilt die Pappel und vom 9. bis zum 18. Februar die Zeder sowie vom 19. bis 29. Februar die Kiefer als Geburtsbaum.

Die treue **Zypresse** gilt als Symbol der unsterblichen Seele. In der Zypresse liegen Konzentration und Wille dicht beieinander.

Die strebsame **Pappel** besitzt zwei Eigenschaften, die uns im Lebenskampf nicht nur symbolische Zeichen, sondern auch praktische Hilfe sein wollen: das Rascheln der Blätter, verursacht durch die geringste Luftbewegung, und der Tiefgang der Wurzeln, der den Bäumen festen Halt verleiht. Auf das menschliche Leben übertragen, entspricht dies der Lebensangst und dem inneren Halt.

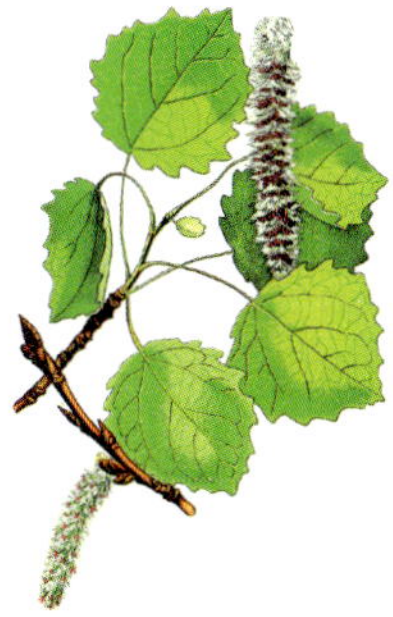

Das Holz der zuversichtlichen **Zeder** sowie das ätherische Zedernholzöl halten viele tierische Schädlinge fern. Sie vertreiben Holzwürmer und Motten, denn diese können die Zeder nicht riechen. Deshalb ist ein Zedernschrank der beste Mottenschutz.

Der botanische Name der lebenskräftigen **Kiefer** lautet *Pinus sylvestris*. Sie zählt zur Familie der Föhrengewächse und ist als wichtigster Forstbaum in ganz Europa bis nach Nordasien hin verbreitet. Die Kiefer gilt als Symbol der Langlebigkeit, der Ausdauer und der Wiederauferstehung, aber auch der Bescheidenheit. Die heilige Hildegard von Bingen nennt sie die Trauer.

März

Der Monat März wurde früher auch Frühlingsmond genannt. Benannt ist er nach dem römischen Kriegs- und Wettergott *Martius*. Der Frühling siegt über den Winter. Dieses Thema spiegelt sich auch in vielen Bräuchen wider, die symbolisch den Winter vertreiben.

Vom 20. Februar bis zum 20 März schwimmen die Fische.

Sie sind empfindsam und feinfühlig, stets hilfsbereit und geduldig; manchmal auch planlos und chaotisch. Fische-Geborene sind emotionale Gemüter. Der Fisch besteht aus einem wahren Meer von Gefühlen.

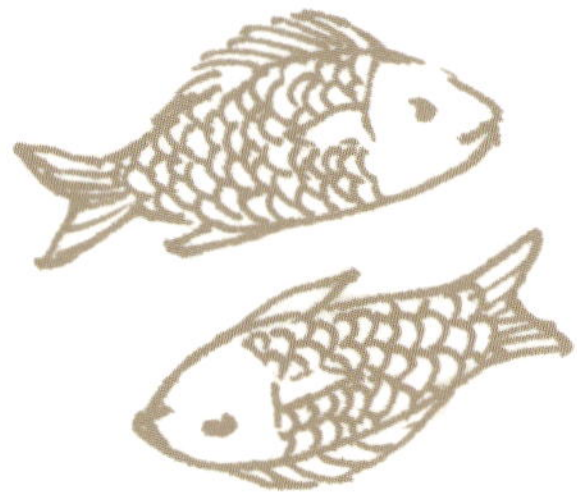

Fische sind, typisch für die Jahreszeit, ebenso aufblühend und warm wie der bevorstehende Frühling.

Geeignete Heilpflanzen sind die Amaryllis, die Hortensie und Kräuter wie Beifuß, Estragon und Storchenschnabel.

Die Geburtsblume der März-Geborenen ist die **Narzisse**, die Osterglocke. Diese Blume steht für Respekt, Rücksicht und Höflichkeit.

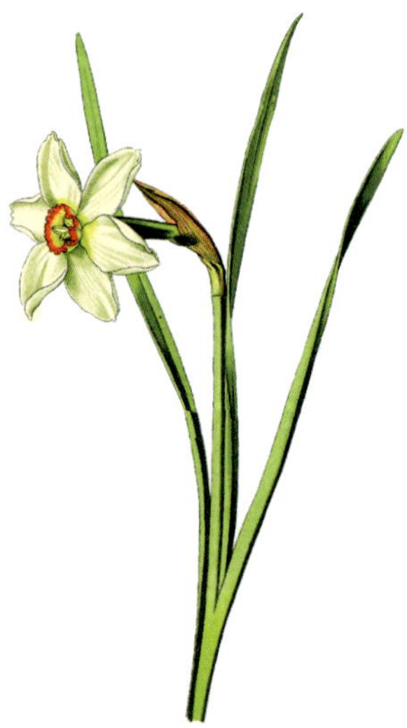

Kräuterpfarrer Weidinger ordnet der Zeit vom 1. bis 10. März die Weide und vom 11. bis 20. März die Linde zu. Für den 21. März steht die Eiche und vom 22. bis 31. März die Haselnuss.

Die verträumte **Weide** hat eine unfassbar starke Lebenskraft. Die Weide ist ein Hexenbaum und wie die Hexe hat sie zwei Gesichter: ein fröhliches Frühlingslächeln und das düstere Wintergesicht mit zottigem Kopf und zerlumpten Röcken.

Die herzliche **Linde** ist wie keine andere Baumart sehr stark mit der kulturellen Entwicklung der Menschen in Mitteleuropa verbunden.

Die robuste **Eiche** ist ein Zeichen für Kraft, Macht und Stärke. Ihr sehr hartes Holz wird geschätzt und unter anderem sogar für den Schiffsbau verwendet.

Die innerliche **Hasel** wirkt reinigend und klärend auf Geist, Seele und Körper. Ihre leichte Kühle beruhigt und stärkt den Allgemeinzustand des Menschen.

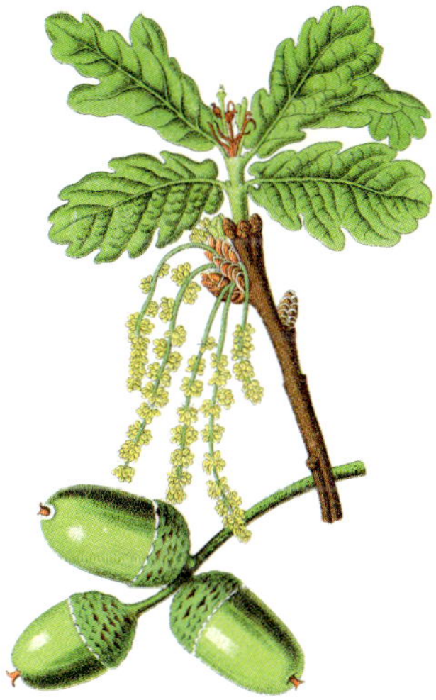

April

Der Name April kommt vom lateinischen Wort *aperire* und bedeutet öffnen. Dies bezieht sich auf die Knospen und Blüten, die sich im Frühling zeigen. Es geht um die Auferstehung der Natur.

Ganz getreu dem Motto *Hier bin ich* ist der Widder ein Kind des Frühlings.

Geboren zwischen dem 21. März und dem 20. April sorgen sie für viel neue Energie in ihrem Umfeld. Aufbruchsstimmung und Impulsivität kennzeichnen nicht nur ihren Geburtsmonat. Der Widder (lateinisch *Aries*, astrologisches Symbol ♈) ist das erste Zeichen des Tierkreises und wird vom Planeten Mars regiert.

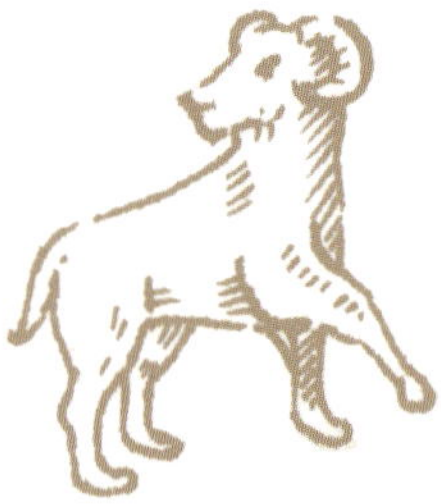

Sein Element ist das **Feuer**. Der typische Widder ist abenteuerlustig, begeisterungsfähig, durchsetzungsstark und ehrgeizig – aber auch aufbrausend, unberechenbar und ungeduldig.

Heilpflanzen für den Widder sind Kardamom als Muntermacher und Estragon, um die Widerstandskraft zu stärken.

Die Geburtsblumen der April-Geborenen sind **Gartenwicken** und **Gänseblümchen**. Diese symbolisieren Zärtlichkeit, Glück und die Fähigkeit zu genießen.

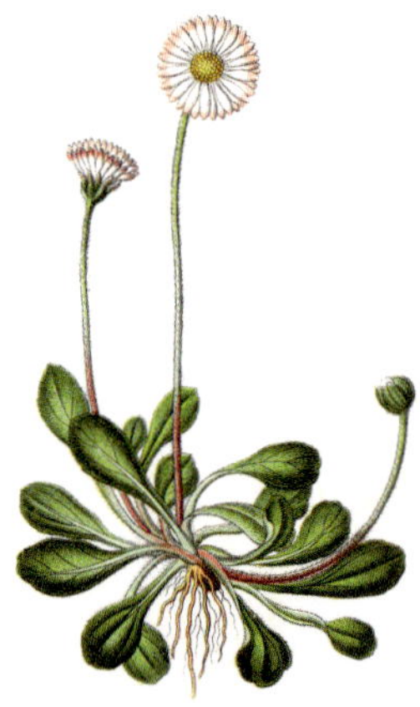

Kräuterpfarrer Weidinger ordnet der Zeit vom 1. bis 10. April die Eberesche und vom 11. bis 20. April den Ahorn zu. Vom 21. bis 30. April gilt der Nussbaum als Geburtsbaum.

Die feinfühlige **Eberesche** stellt keine großen Ansprüche. Sie findet mit ihren flachen, weitläufigen Wurzeln in fast jedem Boden Nahrung und Halt.

Der **Ahorn** tröstet die traurigen und schweren Köpfe mit seiner Heiterkeit. Allein die Farben sind sehenswert: goldgelb, weinrot, getupft oder gestreift. Der Ahornbaum bietet Ausgeglichenheit und Ruhe und bei ihm einige Minuten täglich zu weilen ist wohl die direkteste Form sich innerlich auszugleichen.

Der **Haselnuss-Strauch** gilt als Symbol des Frühlings und der Unsterblichkeit. In Rom zum Beispiel gab man den Neuvermählten Haselnüsse als Sinnbild der Fruchtbarkeit. Wer in der Walpurgisnacht ein Stück Haselgerte abschneidet und bei sich trägt, zieht sich weder Dorn noch Splitter ein.

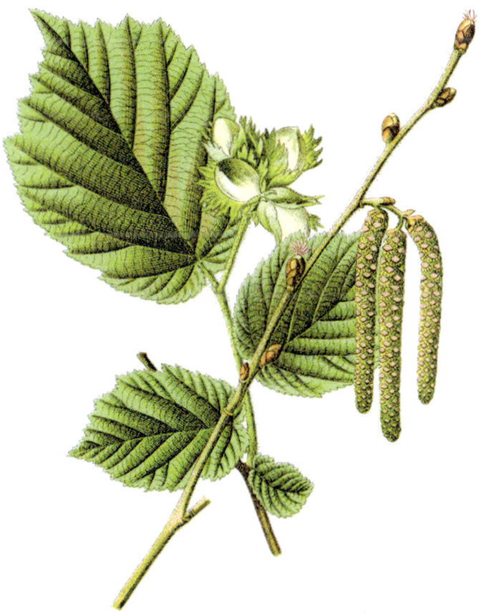

Mai

Der Name Mai ist germanisch und bedeutet *jung*. Er hat seinen Namen von der Erd- und Wachstumsgöttin Maia. Sie wurde von den Griechen auch *Mütterchen* oder *Amme* genannt. Der Mai ist die Zeit des Lenzes, der Liebe und der Hoffnung auf Fruchtbarkeit.

Das Sternzeichen Stier ist vom 21. April bis 20. Mai.

Der Stier (lateinisch *Taurus*, astrologisches Symbol ♉) ist das zweite Zeichen des Tierkreises. Sein Planet ist die Venus und sein Element die Erde.

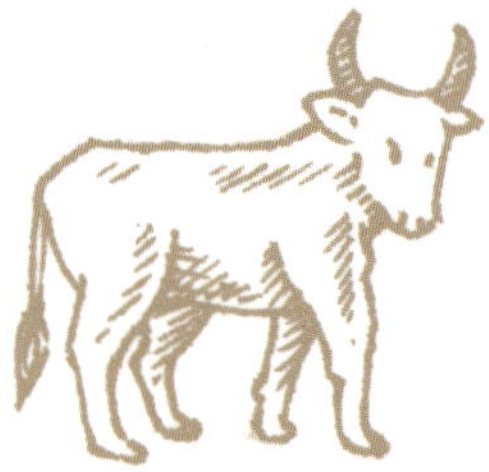

Der typische Stier ist aufnahmefähig, ausdauernd und ausgeglichen, beschützend, bodenständig, gemütlich, genügsam, genussvoll, kreativ, naturverbunden, aber auch bequem, eigenwillig und eifersüchtig.

Für den Stier sind Ginseng, Kresse, Salbei und Thymian **heilsam**.

Die Geburtsblumen der Mai-Geborenen sind das frische und jugendliche **Maiglöckchen** und die süße Lilie.

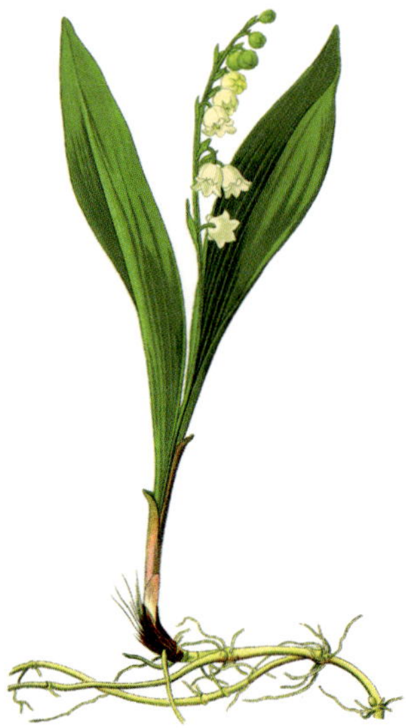

Kräuterpfarrer Weidinger ordnet der Zeit vom 1. bis 14. Mai die Pappel und vom 15. bis 24. Mai die Kastanie zu. Vom 25. Mai bis 03. Juni gilt die Esche als Geburtsbaum.

Die strebsame **Pappel** – wir unterscheiden Schwarzpappel, Silberpappel, Pyramidenpappel und Zitterpappel, auch Espe genannt – gehört in die Familie der Weidengewächse.

Die redliche **Rosskastanie** blüht im Mai und Juni; die Früchte reifen im Herbst. Die Rosskastanie stärkt das Herz und fördert die Durchblutung.

Die besonnene **Esche** gilt als Licht- und Sonnenbaum. Edel, hochstrebend, durchlichtet mit fein geformten Fiederblättern. Das Holz ist weiß und elastisch.

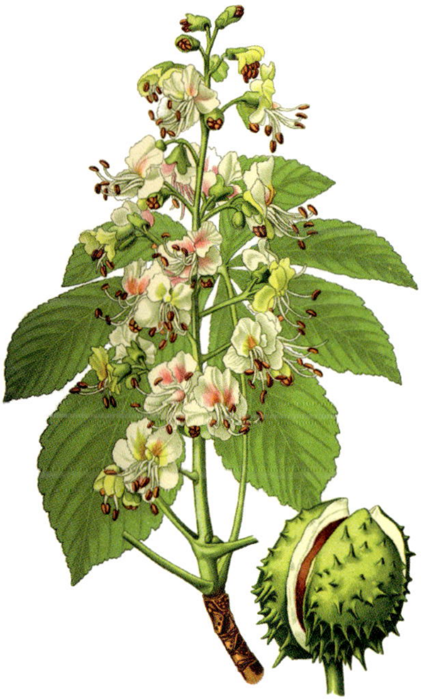

Juni

Der Juni ist der *Brachtmonath*, der Monat des ersten Pflügens. Andere Namen sind Rosenmond, Johannismonat, Gras- oder Sommermonat. Seinen Namen hat er von Juno, der römischen Himmelsgöttin, Gattin des Göttervaters Jupiter.

Der Sommer ist die wärmste Jahreszeit, denn um die Sonnenwende am 21.6. herum erreicht uns mehr Sonnenenergie, als wieder ins All abgestrahlt wird. Deswegen wärmt sich die Atmosphäre im Laufe des Sommers immer weiter auf.

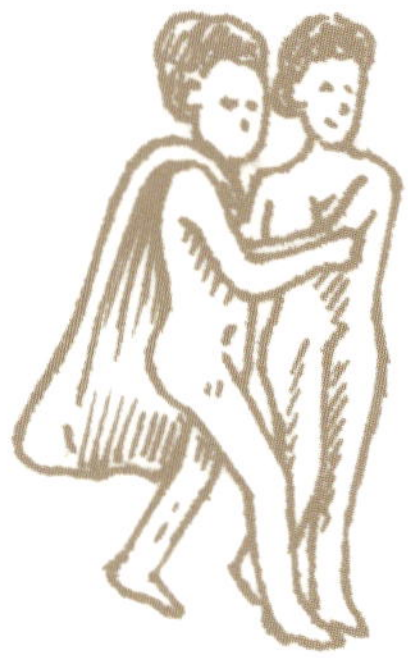

Der zwischen 21. Mai und 21. Juni geborene Zwilling ist lebhaft und fröhlich, liebt es zu kommunizieren und auszusprechen, was er denkt.

Zwillinge sind kleine Chaoten, die Abwechslung und immer neue Aufregung brauchen.

Das wichtigste Kraut für den Zwilling ist die **Minze**. Hilfreich sind auch Alnus, Holunder und Petersilie.

Die Geburtstagsblume der Juni-Geborenen ist die **Rose**. Sie drückt leidenschaftliche Liebe und reife Schönheit aus und betört mit ihrem Duft.

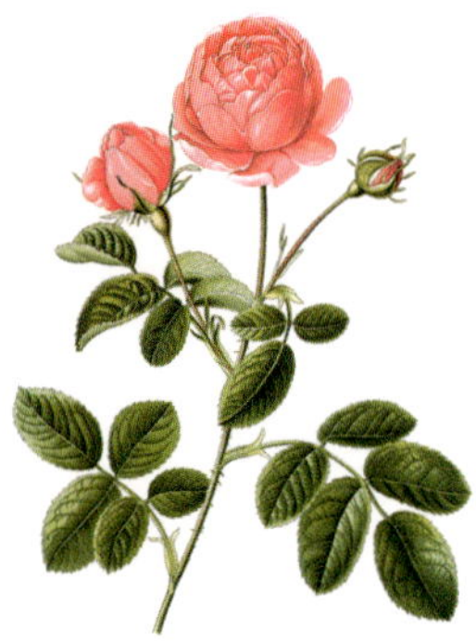

Kräuterpfarrer Weidinger ordnet der Zeit vom 25. Mai bis 03. Juni die Esche und vom 04. bis 13. Juni die Hainbuche zu. Vom 14. bis 23. Juni gilt der Feigenbaum, am 24. Juni die Birke und vom 25. Juni bis 4. Juli der Apfelbaum als Geburtsbaum.

Die besonnene **Esche** gilt als Licht- und Sonnenbaum. Der botanische Name *Fraxinus excelsior* weist auf die imposante Erscheinung und den hohen Wuchs des Baumes hin.

Die aufrichtige **Hainbuche** ist mit dem Seelenpotenzial der inneren Lebendigkeit und Frische verbunden. Menschen, die sich allzu oft müde und erschöpft fühlen, sollten öfters Hainbuchen aufsuchen.

Der empfindsame **Feigenbaum** ist in den Mittelmeerländern typisch für den Ackerbau ohne Bewässerung. Er wird drei bis fünf Meter hoch.

Die besinnliche **Birke** entspannt und beruhigt die Nerven. Hildegard von Bingen erkannte die Heilkraft der Birke für Hauterkrankungen.

Der liebevolle **Apfelbaum** ist ein Rosengewächs, das zeigt sich bereits in der rosigen Blüte. Mit seinen fünf Blütenblättern wird er zum Symbol des Menschen.

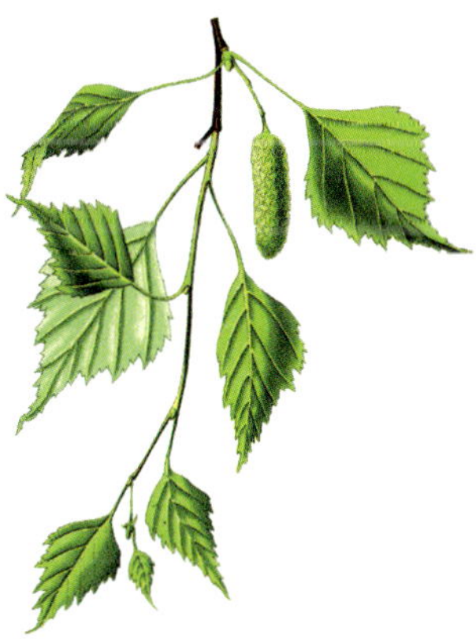

Juli

Der Juli wird auch Heumonat, Wärme- oder Bärenmond genannt. Er erhielt seinen Namen von dem römischen Kaiser Gajus Julius Caesar, der im Jahr 46 v. Chr. im römischen Reich die Kalenderreform durchsetzte. Die bekanntesten Tage im Juli sind wohl die sogenannten Hundstage, eine Hitzeperiode, deren Namen abgeleitet wird vom Hundsstern Sirius.

Der Krebs – 22. Juni bis 22. Juli – gilt als fröhliches Gemüt.

Er ist sparsam, sicherheitsliebend und plant gerne voraus. Bescheidenheit und Beständigkeit zeichnen ihn aus.

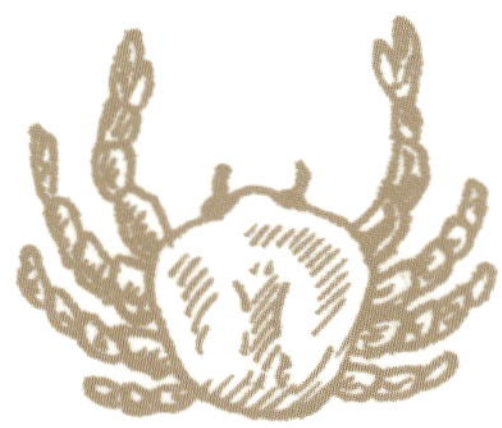

Brombeere, Majoran und Oregano sind seine **Geburtspflanzen**. Sie sind Vitaminspender, fördern die Durchblutung, sind appetitanregend und magenstärkend.

Die Geburtsblume der Juli-Geborenen ist der **Rittersporn**, der Treue und Offenherzigkeit verspricht.

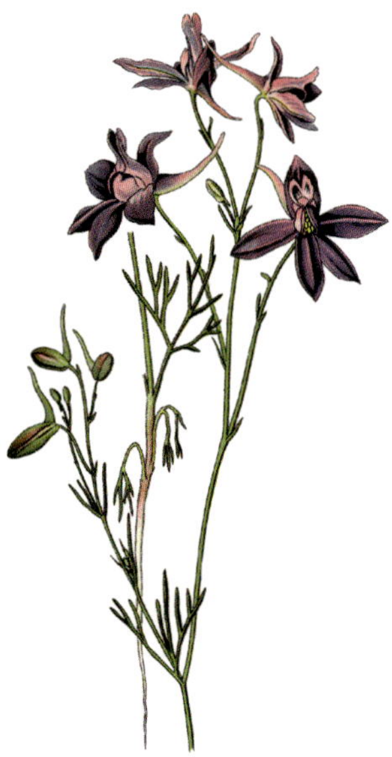

Kräuterpfarrer Weidinger ordnet der Zeit vom 25. Juni bis 04. Juli den Apfelbaum und vom 05. bis 14. Juli die Tanne zu. Vom 15. bis 25. Juli gilt die Ulme und vom 26. Juli bis 4. August die Zypresse als Geburtsbaum.

Der liebevolle **Apfelbaum** ist ein Symbol für den Menschen an sich und unser wichtigster Hausbaum.

Schon in alten Zeiten galt die würdevolle **Tanne** als Sinnbild für Schönheit, Stärke und Größe. Der Duft von Tannennadeln wirkt reinigend und erfrischend.

Die vertrauenserweckende **Ulme** galt als zentraler Punkt auf Dorfplätzen. Bei den Griechen gilt sie als ein Zeichen von Trauer. Die Tore zur Unterwelt sind von einer Ulme bewacht.

Die treue **Zypresse** gilt als Symbol der unsterblichen Seele. Dieser Baum hat eine spürbar heilende Kraft. Das Zypressenöl wirkt zusammenziehend.

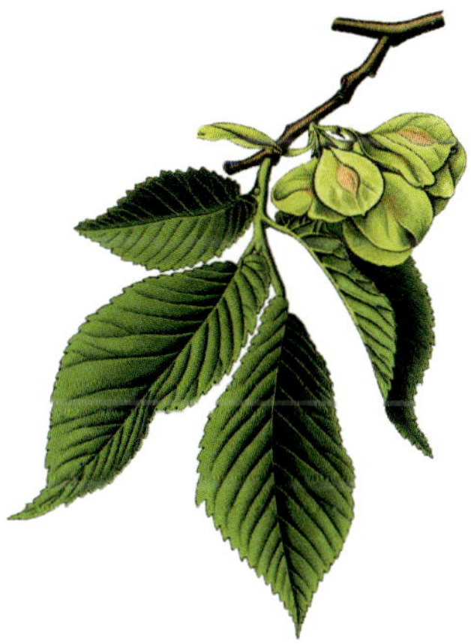

August

Der Monat August hatte ursprünglich nur 30 Tage. Aber sein Namensgeber, Kaiser Augustus, nahm sich vom Februar einen Tag, um Caesar mit seinem Juli ebenbürtig zu sein. Die Hundstage dauern noch bis zum 22. August an. Der Monat August hat eine wichtige Bedeutung als Ernte- und Schnittmonat. Die Sonne lässt noch einmal alle Blumenfarben so richtig aufleuchten.

Der Löwe – 23. Juli bis 23. August – liebt das Rampenlicht, ist begeisterungsfähig, führungs- und willensstark. Für den Löwen ist jeder Tag eine neue Chance für Erfahrungen, Erlebnisse und noch größere Ziele.

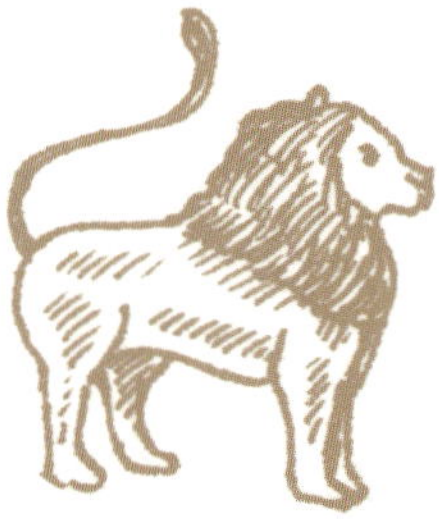

Kamille, Quitte, Rosmarin, Lorbeer und Ringelblume wirken kräftigend, anregend und nervenstärkend.

Die Geburtsblume der August-Geborenen ist die **Gladiole**. Diese ist eine typische Sommerblume, die Schönheit, Ehrlichkeit und einen starken Charakter verkörpert.

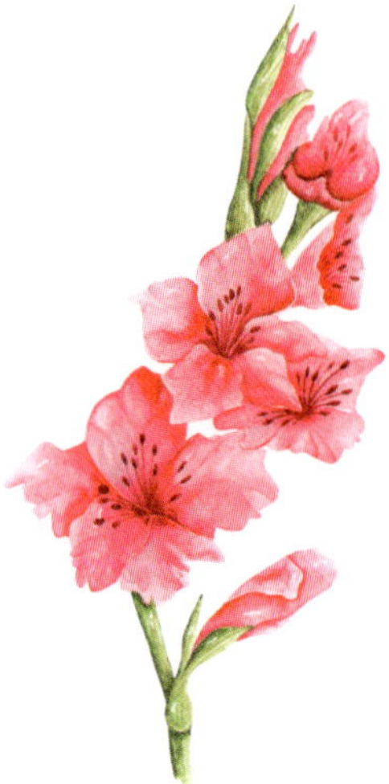

Kräuterpfarrer Weidinger ordnet der Zeit vom 26. Juli bis 04. August die Zypresse und vom 05. bis 13. August die Pappel zu. Vom 14. bis 23. August gilt die Zeder und vom 24. August bis 2. September die Kiefer als Geburtsbaum.

Die treue **Zypresse** gilt als Symbol der unsterblichen Seele. Zypressen-Menschen sind stark, solid und stämmig und gleichzeitig biegsam.

Die strebsame **Pappel** ist ein Weidengewächs mit besten Eigenschaften.

Das Holz der zuversichtlichen **Zeder** sowie das ätherische Zedernholzöl halten viele Schädlinge fern. Ein Zedernschrank ist der beste Mottenschutz.

Die lebenslustige **Kiefer** gilt als Symbol der Langlebigkeit, der Ausdauer und der Wiederauferstehung, aber auch der Bescheidenheit. Die heilige Hildegard von Bingen nennt sie die Trauer.

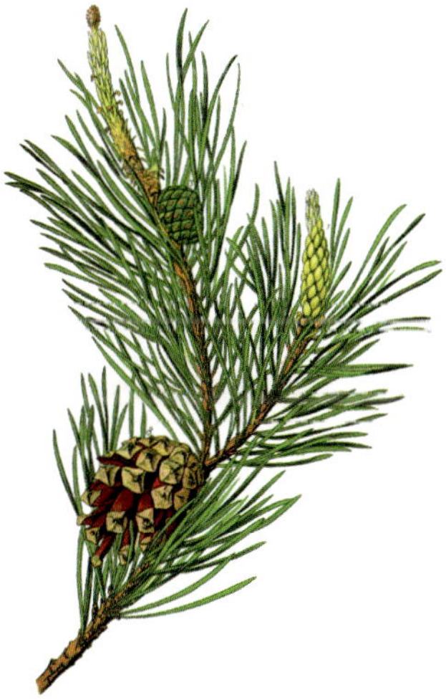

September

Am 22. oder 23. September ist die Tagundnachtgleiche: Der Herbst beginnt. Die Sternbilder Jungfrau und Waage beherrschen den September.

Nach den vier Entwicklungsstufen der Astromedizin ist besonders auf die Nieren und den Verdauungstrakt zu achten. Heilnahrung, Entsäuerung, Atemübungen und naturheilkundliche Behandlungen sind besonders wirksam.

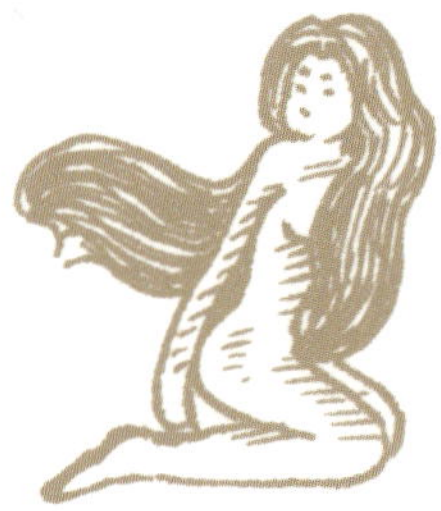

Das Sternzeichen Jungfrau ist das einzige weibliche unter den 12 Sternzeichen.

Die Jungfrau wird als Botin der Fruchtbarkeit angesehen.

Menschen dieses Sternzeichens sagt man nach, dass sie ordnungsliebend, sparsam, gewissenhaft und diszipliniert sind, aber auch kritisch und pedantisch. Sie lieben gedeckte Farben und Grünpflanzen.

Dill, Fenchel, Kümmel und Majoran sind beruhigende und entspannende **Heilpflanzen** für die Jungfrau. Heilpflanzen wie Kamille, Himbeere, Borretsch, Blutwurz oder Pfefferminze sind für die Jungfrauen ebenfalls gut.

Dem September wird die **Aster** zugeordnet.

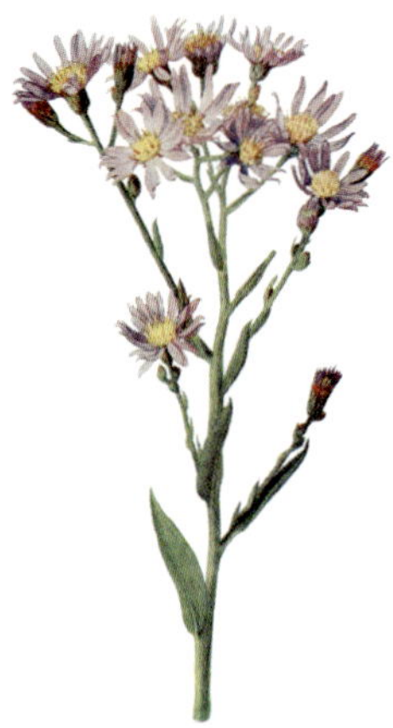

Pfarrer Weidinger beschreibt die Geburtsbäume im September und weist auf die große Besonderheit für den 23. September hin: Nur dieser Tag hat einen eigenen Baum, nämlich den weisen Ölbaum.

Allen, die zwischen dem 24. August und dem 2. September geboren sind, ordnet er die Kiefer zu. Für die Geburtstage vom 3. bis 12. September steht die Weide; für die Zeit vom 13. bis 22. September die Linde und für den 24. September bis zum 3. Oktober gilt die Hasel als Geburtsbaum.

Die **Kiefer** hat das Attribut Ausdauer, aber auch Bescheidenheit.

Weiden haben eine unglaublich starke Lebenskraft. Im Zeichen der Weide Geborene besitzen großes Einfühlungsvermögen und sie erfassen rasch die Lebenslage.

Die **Linde** war bei den Kelten und Germanen ein heiliger Baum und sollte vor Unrecht schützen. Linde-Menschen gelten als opferbereit.

Der **Ölbaum** ist Sinnbild für Wohlstand und Glück. Der Ölbaum-Mensch liebt Bücher, studiert gern und bildet sich weiter. Er ist stets geistig aufgeschlossen.

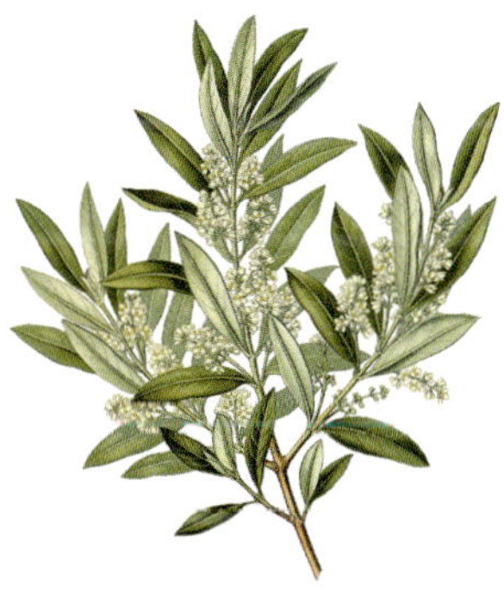

Die **Hasel** blüht schon sehr früh und ist ein wichtiger Strauch für die Bienen. Hasel-Menschen flößen Vertrauen ein.

Oktober

Im Oktober geht der Herbst so richtig los und der Monat verwöhnt uns mit den schönsten Farben. Aufgrund der Verfärbung der Blätter nennt man den Monat auch *Gilbhart* oder *Goldener Oktober*. Jäger verwenden auch die Bezeichnung *Dachsmonat*, da diese in manchen Ländern im Oktober gejagt werden dürfen.

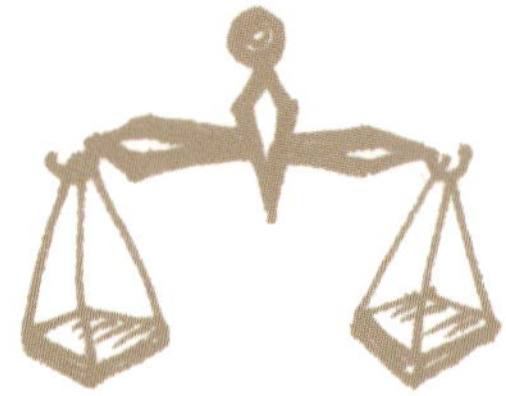

Die Waagemenschen vom 24. 09. bis 23. 10. gelten als charmant und freundlich, als diplomatisch und ehrgeizig, aber auch als unentschlossen und misstrauisch. Sie sind immer aktiv, sind Organisatoren, enthusiastische Kommunikatoren und Ideenlieferanten.

Die Waage hat die Fähigkeit selbst in den stressigsten Situationen die totale Ruhe bewahren zu können. Sie ist geduldig und weiß, dass die besten Dinge im Leben Zeit brauchen. Aus diesem Grund schafft sie es auch meist, die Nerven zu bewahren, sollte etwas nicht sofort nach Plan verlaufen. Sie mag ausgewogene Farben, liebt blühende duftende Pflanzen und schöne Blumen.

Als **Heilpflanzen** werden Bärentraubenblätter, Preiselbeeren, Goldrute, Zinnkraut, Birke, aber auch Kamille, Malve oder Borretsch empfohlen. Preiselbeeren, Goldrute und Zinnkraut sind ebenfalls Pflanzen der Waage. Die Astromedizin spricht von vier Entwicklungsstufen der Waage und auch davon, dass die Nieren in Bezug auf das Beziehungsleben stehen und dass sie besonders beachtet werden sollten.

Als florales Symbol gehört zum Oktober die **Ringelblume**.

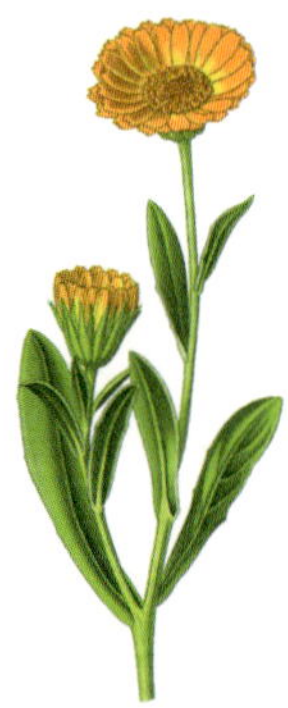

Kräuterpfarrer Weidinger schreibt von Geburtsbäumen und ordnet die innerliche Hasel den Geburtstagen vom 24. September bis zum 3. Oktober, die besonnene Esche den Geburtstagen vom 4. bis zum 13. Oktober, den nachdenklichen Ahorn den Geburtstagen vom 14. bis 23. Oktober und den wachsamen Walnussbaum den Geburtstagen vom 24. Oktober bis zum 11. November zu.

Die **Hasel** ist reinigend, wirkt klärend auf Geist, Körper und Seele und stärkt den Allgemeinzustand des Menschen.

Die **Eberesche** soll die im Baumkreis Geborenen dazu drängen, ihren Beitrag zur Verbesserung des Weltfriedens zu leisten.

Ahorn-Menschen sind nachdenklich und stets die Haltung bewahrend. Sie sind nicht immer auf Rosen gebettet, gehen aber in der Menge nicht unter.

Unter der rauen Schale der **Walnuss**-Geborenen verbirgt sich ein weicher Kern. Diese Menschen gelten zwar als unnachgiebig, gleichzeitig aber auch als edel und hilfsbereit.

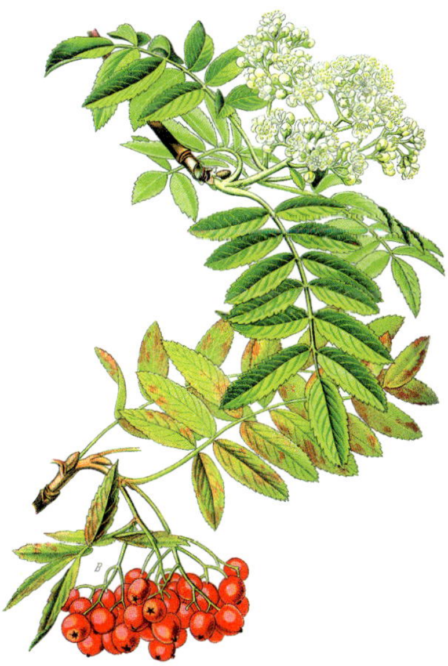

November

Der November ist der elfte Monat des Jahres, er beginnt mit demselben Wochentag wie der März und, außer in Schaltjahren, auch wie der Februar.

Alte deutsche Namen für November sind Windmond, Wintermonat und Nebelung, aber auch Trauermonat, weil er im Kirchenjahr als Monat der Besinnung und des Gedenkens bezeichnet wird. Wir feiern Allerheiligen und Allerseelen, den Martinstag, den Hubertustag, den Leonarditag und einige mehr.

Im November dominiert das Tierkreiszeichen bzw. Sternzeichen des Skorpions – 24.10. bis 22.11.

Skorpione gelten als tiefgründig wie der goldene Herbst und ruhig wie der bevorstehende Winter.

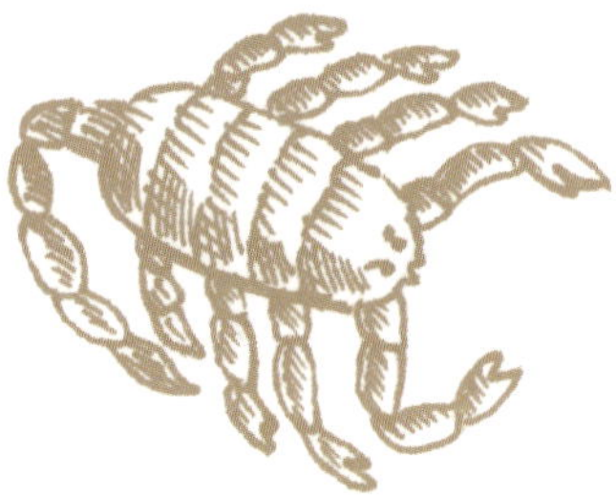

Ihr Element ist das Wasser und wie das Wasser sind sie meist still und gelassen und gelegentlich aufbrausend und stürmisch. Sie lieben dunkle Farben, intensiv duftende Pflanzen und natürliche Materialien wie Eisen, Leder.

Das florale Sternzeichen für November/Skorpion ist die **Chrysantheme**.

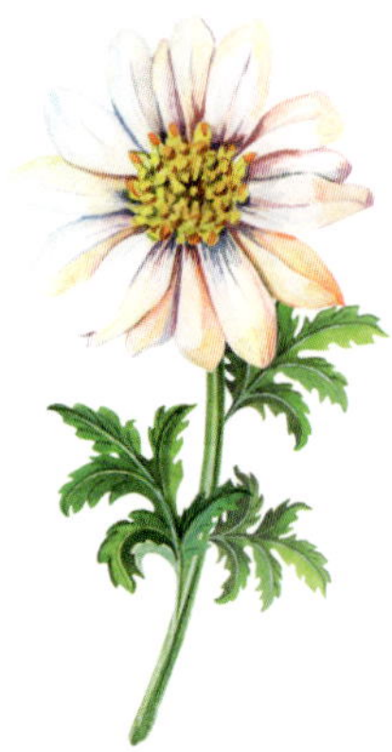

Kräuterpfarrer Weidinger ordnet der Zeit vom 24. Oktober bis 11. November den Walnussbaum zu; die Tage vom 12. bis 21. November der Rosskastanie und vom 22. November bis zum 1. Dezember die Esche.

Der **Walnussbaum** lässt Klarheit und Willensstärke verspüren. Walnüsse sind eine gute Quelle für das Schlafhormon Melatonin, sind reich an Omega-3-Fettsäuren und an Vitamin B.

Die Hauptwirkstoffe der **Rosskastanie** wirken anregend für den Stoffwechsel, fördern die Durchblutung, gelten als Venenputzer und sind schleimlösend.

Eschenblätter gelten als harntreibendes und mild abführendes sowie blutreinigendes Mittel. Für den Menschen, der die Esche als Lebensbaum hat, gelten Bildung, Freiheit und Unabhängigkeit als wichtigste Ziele. Er weiß, dass er selbst seines Glückes Schmied ist.

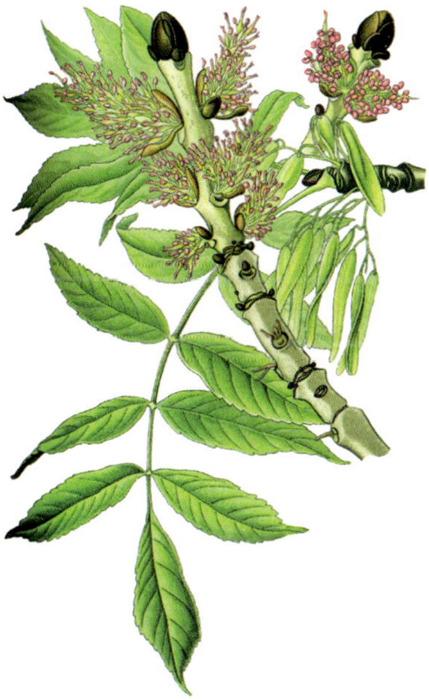

Dezember

Der älteste deutsche Dezembername heißt *Heilagmänoth* und bedeutet *Christmond* bzw. *heiliger Mond.* Bei den alten Römern war der Dezember dem Saturn geweiht und im julianischen Kalender fiel die Wintersonnenwende auf den 25. Dezember. Diesen Wendepunkt der Sonne erkor das Christentum zum Geburtstag Jesu Christi, obwohl die Wintersonnenwende am 21. Dezember ist.

Im Dezember herrscht das Sternzeichen Schütze – 22.11. bis 21.12.

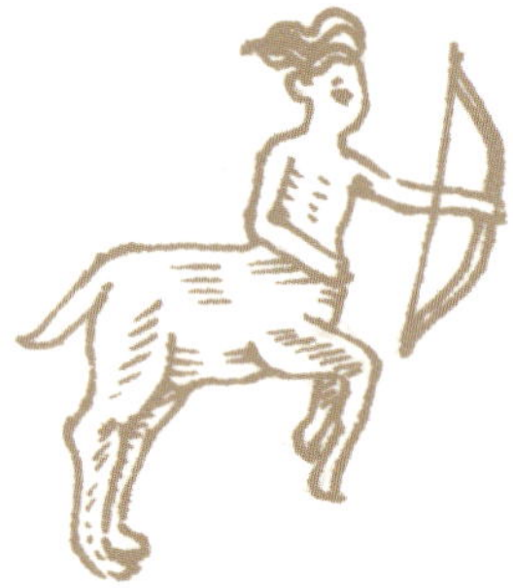

Schützen stehen dem Leben positiv gegenüber, vertrauen in die Richtigkeit der Dinge, sind offen für Bewusstseinserweiterung und Wachstum auf allen Ebenen. Sie sind zielorientiert und mögen alles außer Stillstand. Es gibt kaum ein großzügigeres und toleranteres Sternzeichen als den Schützen.

Sie bevorzugen fruchtige und anregende Düfte wie den der Orange, der Nelke oder auch den erdenden Wacholder. Menschen des Sternbildes Schütze sollten besonders auf Stoffwechsel und Leber achten und wären gut beraten, vermehrt Bitterstoffe zu sich zu nehmen, die sich vor allem in Mariendistel, Artischocken oder Löwenzahn finden.

Jeder Monat hat eine Art florales Sternzeichen.
Dem Dezember wird der **Weihnachtsstern** zugeordnet.

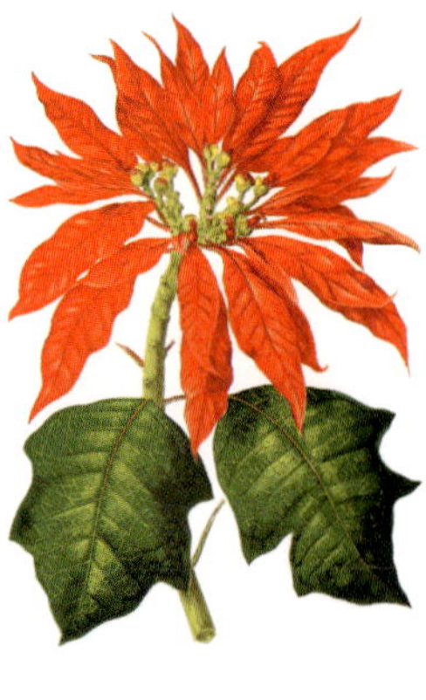

Kräuterpfarrer Weidinger ordnet der Zeit vom 22. November bis 1. Dezember die Esche zu; vom 2. Dezember bis 11. Dezember gilt die Hainbuche und vom 12. Dezember bis zum 21. Dezember der Feigenbaum als Geburtsbaum. Der 22. Dezember wird der Buche zugeordnet und vom 23. Dezember bis 1. Januar dominiert der Apfelbaum.

Die **Esche** gilt als kosmischer Baum und wird auch als Achse der Welt bezeichnet. Sie stärk Ausdauer, Orientierung und Einsicht.

Die **Hain**- oder **Hagebuche** ist mit ihrem harten Holz überaus widerstandsfähig und gehörte zu jenen Bäumen, die heilige Haine – kleine Waldgebiete – umgrenzten.

Die Frucht des **Feigenbaums** ist besonders nährstoffreich, enthält Vitamin C, Kalzium, Kalium und Phosphor und ist bedeutend für Stoffwechsel und Nerven sowie günstig für das Denkvermögen.

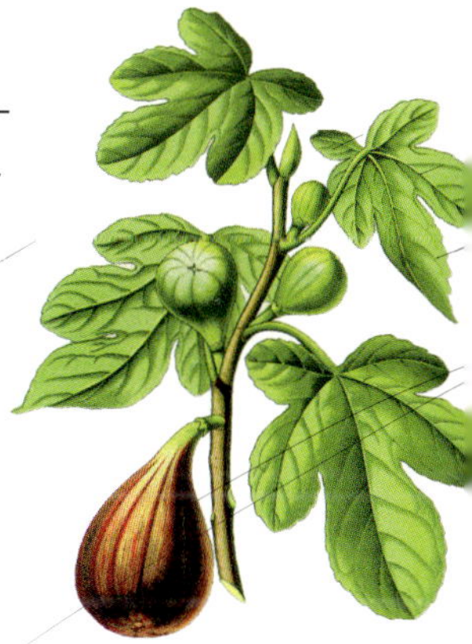

Die heilige Hildegard von Bingen soll die Früchte der **Buche** als Heilmittel bei Krämpfen, Fieber und Gelbsucht eingesetzt haben. Sie stärkt den Selbstwert und die Produktivität.

Der **Apfel** war stets ein Symbol der Unsterblichkeit und galt als Verjüngungsmittel. Apfelbaum-Menschen vermitteln zwischen Himmel und Erde, zwischen Ideal und Wirklichkeit, zwischen Gut und Böse.

SONDERSALZE

- *Babybadesalz*
- *Energiebadesalz*
- *Herzwohlsalz*
- *Kräuterhexensalz*
- *Männersalz*
- *Musikantsalz*
- *Muttertagssalz*
- *Pensionierungssalz*
- *Sportlersalz*
- *Valentinssalz*
- *Vilser Stadtsalz*

Sondersalze

Ein Ereignis ist ein Geschehen, das den normalen alltäglichen Ablauf als etwas Bemerkenswertes unterbricht. Ereignisse können uns berühren, beflügeln, verunsichern, erschüttern – in jedem Fall machen sie etwas mit uns. Und je nach Anlass wird die Auswirkung eine andere sein.

Die Salzvarianten sind unzählig und es ist eine schöne Herausforderung, anlassspezifische Salze zu entwickeln.

Dazu nimmt man jenes Salz und jene Pflanzenteile, die besonders zum Anlass oder zum *Thema* passen.

Wenn wir Energie und Kraft brauchen, um ein neues Vorhaben zu starten oder einfach nur, um den Alltag gut zu bewältigen, hat das *Energiesalz* seinen großen Auftritt.

Wenn das Herz – aus welchem Grund auch immer – schneller schlägt, kann es vielleicht mit einem *Herzwohlsalz* wieder ins Gleichgewicht gebracht werden.

Das *Männersalz* kann nicht nur am internationalen Männertag verwendet werden, um müde Beine munter zu machen, und das *Valentinssalz* hat eigentlich immer Saison, denn Blumen und Liebe tun immer gut.

Wenn wir das aktive Arbeitsleben beenden und die Pension antreten, kann das *Pensionierungssalz* hilfreich eingesetzt werden.

Wer es gern etwas mystisch mag, kann das *Kräuterhexensalz* probieren und sich von der Wirkung der verschiedenen Kräuter überzeugen lassen.

Babybadesalz

› feines Kristallsalz, Zirbe, Anis, Fenchel, Kamille, Kümmel

Das Babybadesalz ist besonders mild und wohlriechend. Abgefüllt in wiederverwendbaren Milchfläschchen aus Glas wird es zu einem persönlichen Geschenk.

Dieses Bad ist wie Balsam für den kleinen Babykörper. Es reinigt, entspannt, nährt die Haut und stimuliert die Sinne. Zuwendung und Körperkontakt sind überlebenswichtige Faktoren im menschlichen Dasein. In einem Bad wird der so notwendige Körperkontakt unterstützt. Wenn noch zusätzlich sanft die Fußsohlen massiert werden, hat das Baby eine perfekte Wohlfühlbehandlung!

Das Babybadesalz ist zusammengesetzt aus feinem Kristallsalz, das den Hautstoffwechsel anregt, entzündungshemmend und beruhigend auf das vegetative Nervensystem wirkt, das Immunsystem stärkt und das natürliche Zellwachstum anregt.

Da Salzbäder den Kreislauf beanspruchen können, empfiehlt sich eine Anwendung am Abend zum besseren Schlafen. Die verwendeten Kräuter müssen mit Bedacht gewählt werden, denn nicht alles tut dem Baby gut. Sie sollen beruhigend auf Haut, Verdauung und Nervensystem wirken.

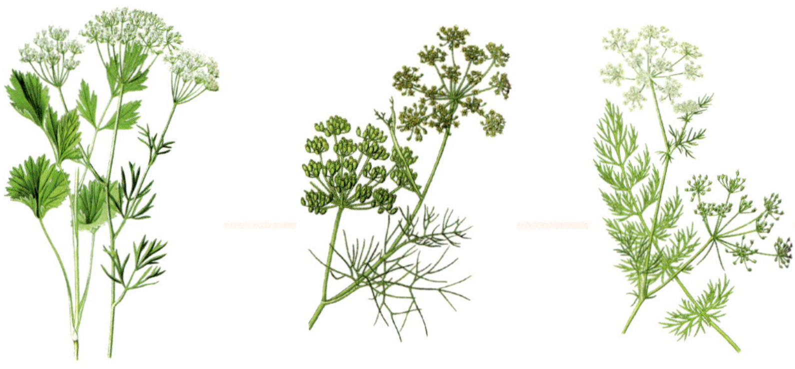

NATÜRLICH KÖNNEN AUCH DIE ELTERN DIESES BADESALZ VERWENDEN!

Zirbe beruhigt, verbessert den Schlaf, wirkt antibakteriell und harmonisiert den Kreislauf.

Anis wirkt antibakteriell, entspannend und krampflösend.

Fenchel ist beruhigend, schleimlösend und kann Blähungen lindern.

Kamille wirkt antibakteriell und kann gegen Entzündungen, Hauterkrankungen und Blähungen eingesetzt werden.

Kümmel wirkt krampflösend, beruhigend, entspannend und blähungswidrig

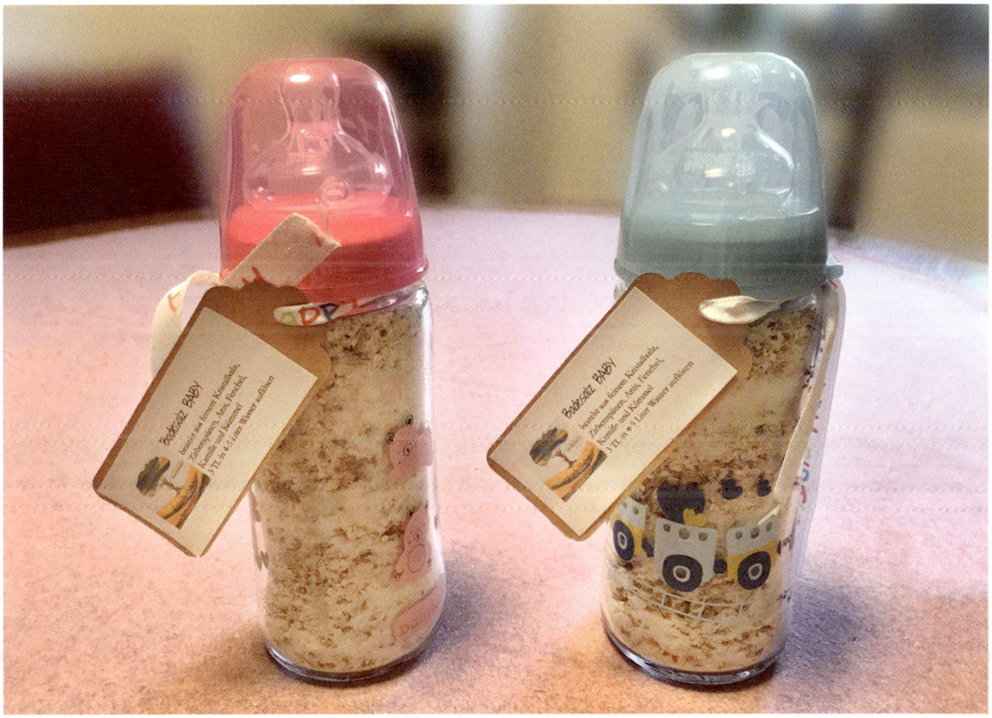

PROBIEREN SIE ES UND ERLEBEN SIE SELBST, WIE DIE ENERGIE ÜBER IHRE FÜSSE DEN GANZEN KÖRPER ERFASST.

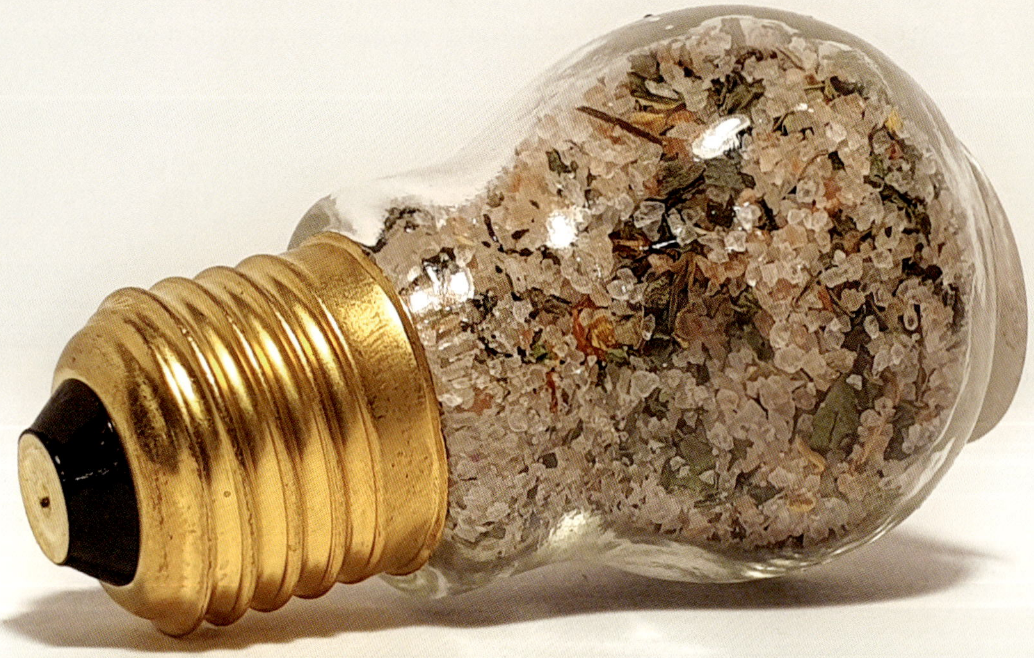

Energiebadesalz

› Zutaten sind Himalayasalz, die Kraft der Zitronenverbene und des Estragons, der Duft von Minze und Zitrone und das Grün des Wurmfarns. Es schützt vor allem Unheil.

Das Wort Energie geht auf den altgriechischen Begriff *energeia* zurück, der in der griechischen Antike eine rein philosophische Bedeutung im Sinne von *lebendiger Wirklichkeit und Wirksamkeit* hatte. Ohne Energie können Lebewesen nicht leben. Sie brauchen die Energie für die Grundfunktionen der Lebenshaltung, wie z. B. Herzschlag, Atmung, Verdauung und Gehirntätigkeit, für die Aufrechterhaltung der Körpertemperatur und für körperliche Aktivitäten.

Achten Sie daher stets darauf, ihrem Körper genügend Energie zur Verfügung zu stellen. Ein nicht ausgewogener Energiehaushalt kann die Folge von falscher Ernährung, Stress, körperlicher Verausgabung und von Sorgen und Ängsten sein. Der Organismus kann dann nicht problemlos arbeiten, da verschiedene Funktionen ausfallen. Dies kann sich dadurch zeigen, dass z. B. die Kraft nachlässt, das Denkvermögen beeinträchtigt ist, die Lebensfreude verloren geht und so manches mehr.

Mit Pflanzen und Kräutern können Sie Ihrem Körper zu zusätzlicher Energie und Wohlbefinden verhelfen. Wenn Sie Bäder mögen, kann das Fußbadesalz ***Energie*** das richtige für Sie sein.

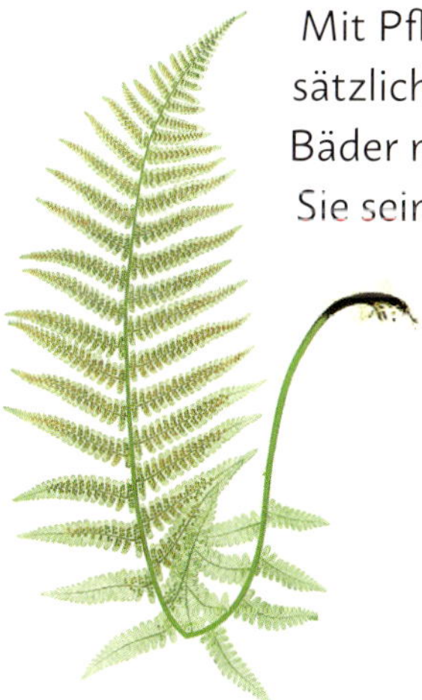

Herzwohlsalz

› Zutaten sind Himalayasalz, Arnika, Baldrian, Distel, Farn, Herzgespann, Mistel und Weißdorn

Das Herz ist unser Lebensmotor. Es schlägt 60 bis 80 Mal in der Minute und rund 100.000 Mal am Tag; rund drei Milliarden Mal im Laufe eines Menschenlebens. Dabei pumpt es etwa 250 Millionen Liter Blut durch den Körper.

Der Volksmund verwendet Ausdrücke wie: Das Herz ist ihm in die Hose gerutscht, jemand hat das Herz am rechten Fleck, sich etwas zu Herzen nehmen, sein Herz ausschütten oder das Herz auf der Zunge tragen. All dies verdeutlicht die Bedeutung des Herzens.

Im Märchen der Gebrüder Grimm *Der eiserne Heinrich* lässt sich der treue Diener Heinrich drei eiserne Bande um sein Herz legen, damit es nicht vor Weh und Traurigkeit über das Schicksal seines Herrn zerspringt. Nach der Erlösung des jungen Königs springen die Bande um Heinrichs Herz auf, weil er wieder froh und gelöst ist.

Im übertragenen Sinn kennen die meisten von uns solche *eiserne Bande*. Die Naturheilkunde vertraut auf die Kraft der Pflanzen und Kräuter, um diese zu sprengen und dadurch die Selbstheilungskräfte des Körpers zu aktivieren.

UND SIE? PROBIEREN SIE ES DOCH AUS, OB EIN BAD AUS SALZ VERMISCHT MIT KRÄUTERN NICHT GUTTUN KÖNNTE.

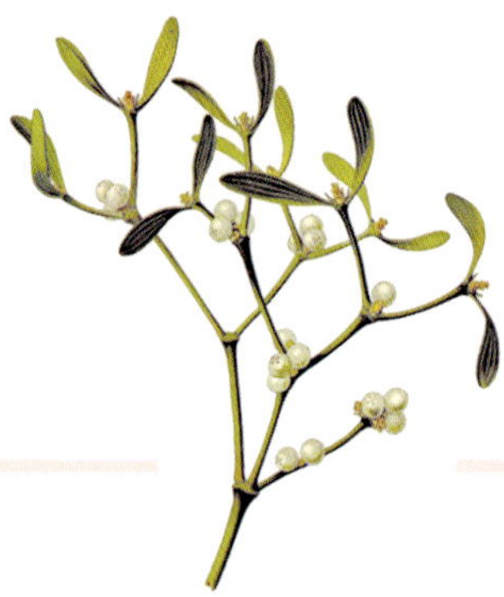

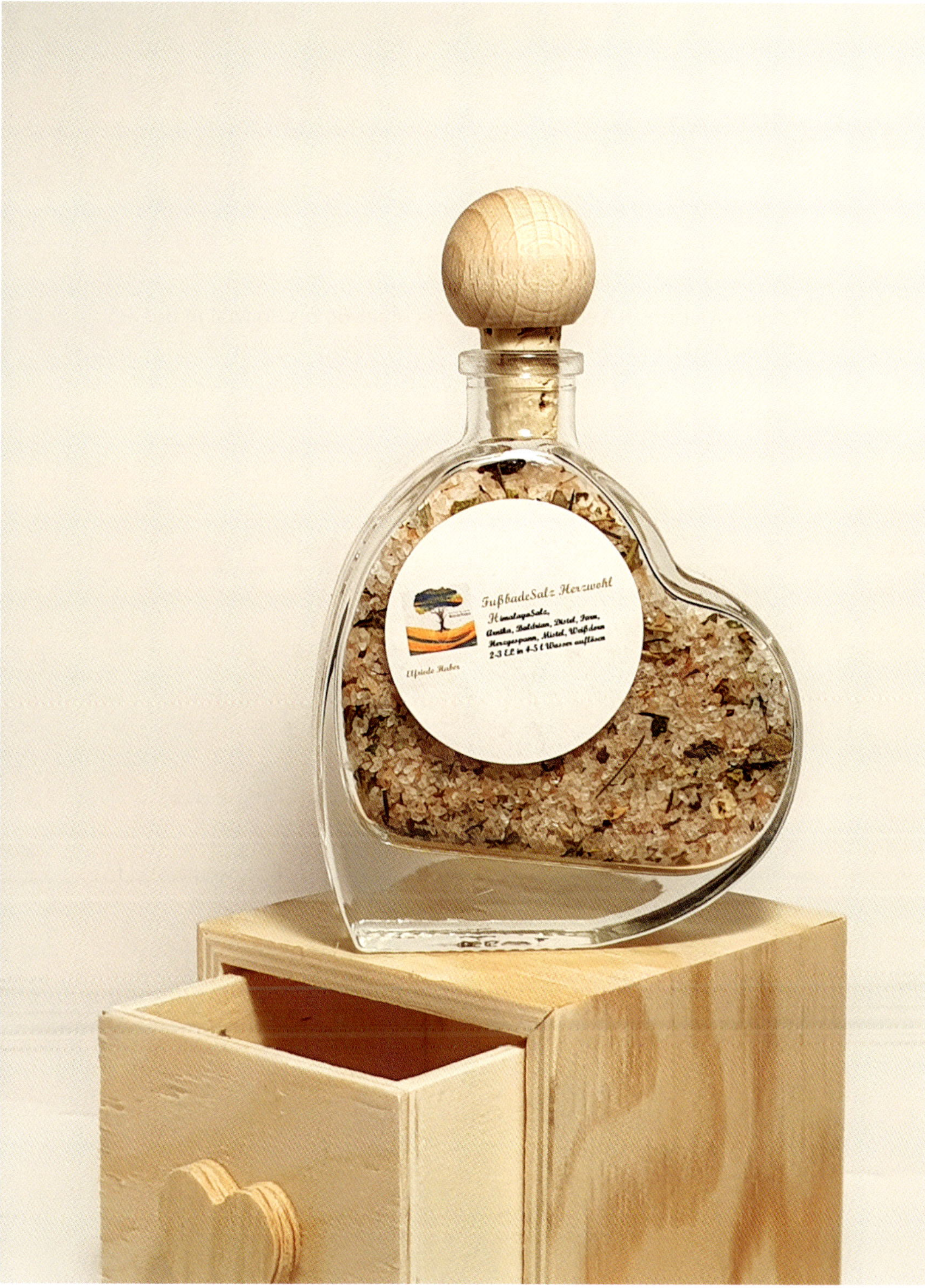
FußbadeSalz Herzwohl
HimalayaSalz,
Arnika, Baldrian, Distel, Farn,
Herzgespann, Mistel, Weißdorn
2-3 EL in 4-5 l Wasser auflösen
Elfriede Huber

Kräuterhexensalz

› Zutaten sind Himalayasalz, Buchs, Distel, Farn, Pfeffer, Salbei, Teufelskralle, Thuja, Wacholder, Waldmeister, ätherische Öle nach Empfinden

Kräuterhexe ist heutzutage ein Beruf, der sich mit Naturvermittlung, Gesundheitsprävention und Persönlichkeitsentwicklung befasst. Die modernen Kräuterhexen sind Frauen, die eine solide Ausbildung in der Kräuterkunde haben, sich mit Pflanzen auskennen und die gern Natur und Gesundheit vereinen.

Vielleicht gibt es noch die eine oder andere Erinnerung an eine weise alte Frau, die mit Mutter Erde verbunden war. Damit geht vielleicht das Gefühl des Unheimlichen und gleichzeitig Bewundernswerten einher.

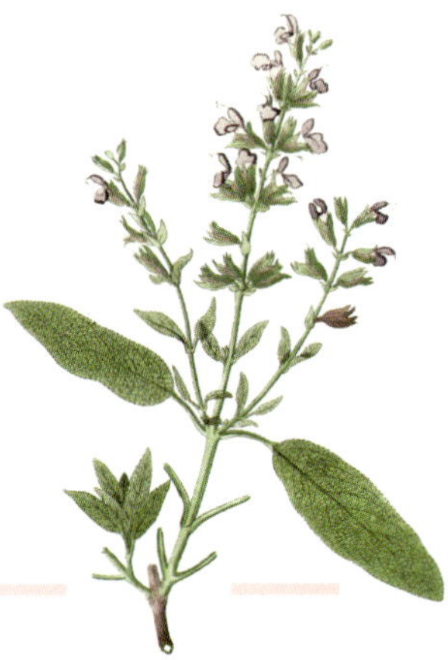

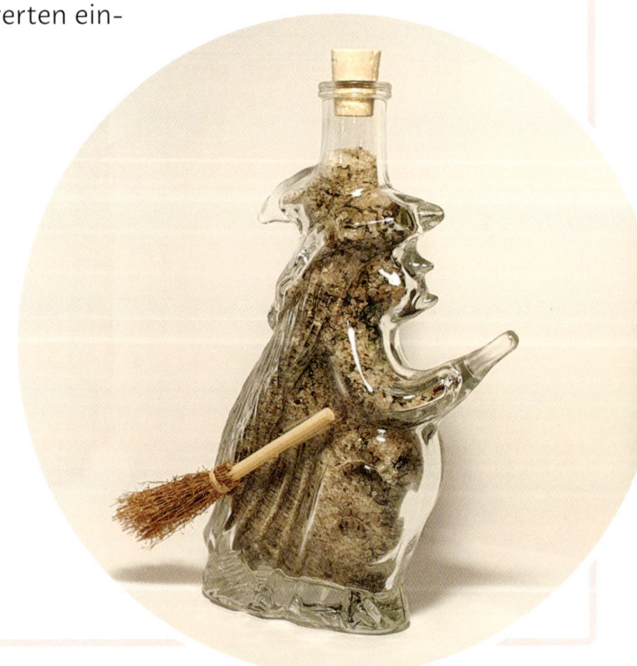

Männersalz

› Zutaten sind Natursalz, Hopfen, Malz, Knoblauch, Petersilie, Ginseng, Kümmel, Zirbenöl

Am 19. November wird der *Internationale Männertag* gefeiert, der von der WHO eingeführt wurde, um die Männergesundheit zu pflegen, und für das körperliche, seelische und soziale Wohlbefinden steht.

Ein Fußbad hat neben dem praktischen Nutzen die Füße zu waschen auch eine sehr pflegende Wirkung. Ein Fußbad mit wohltemperiertem Wasser dient außerdem der Entspannung und fördert die Durchblutung.

Hopfen und Malz, Gott erhalt` s! Wir schätzen diese Rohstoffe als Bestandteile von Bier und wissen, dass diese Pflanzen wertvolles Eiweiß und Mineralstoffe enthalten und gesund sind.

Die erdenden Pflanzen Zirbe, Petersilie und Ginseng stärken die Manneskraft und bringen den Hormonhaushalt ins Reine.

Mit Wacholder, Kümmel oder Knoblauch verbinden viele den leckeren Geschmack des Sonntagsbratens und könnten etwas von diesem Duft auch in einem Bad ausprobieren.

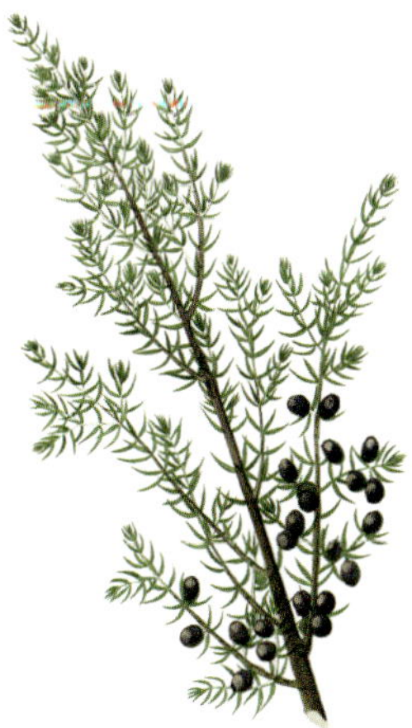

LASSEN SIE ES AUF EINEN VERSUCH ANKOMMEN!

Musikantensalz

› Zutaten sind grobkörniges Meersalz, Salbei, Oregano, Rosmarin, Rosenwurz

Im Musikantensalz wirken Kräuter, die besonders die Kreativität und die Schöpferkraft unterstützen sollen.

Salbei (von lateinisch *salvare*, heilen) ist ein Küchen- und Teekraut, das helfen kann, das Erinnerungsvermögen zu steigern.

Oregano vertreibt angeblich Kummer und stimmt die Menschen fröhlich. Deshalb erhielt er den Beinamen Wohlgemut.

Im antiken Griechenland trugen bereits Studenten **Rosmarinkränze** auf dem Kopf, um ihr Gehirn zu stärken und das Gedächtnis zu verbessern. Seine ätherischen Öle regen den Kreislauf und die Hirndurchblutung an.

Rosenwurz wirkt bei Vergesslichkeit und Zerstreutheit; fördert die Konzentration und das Wahrnehmungsvermögen. Auch belebt er die Erinnerung.

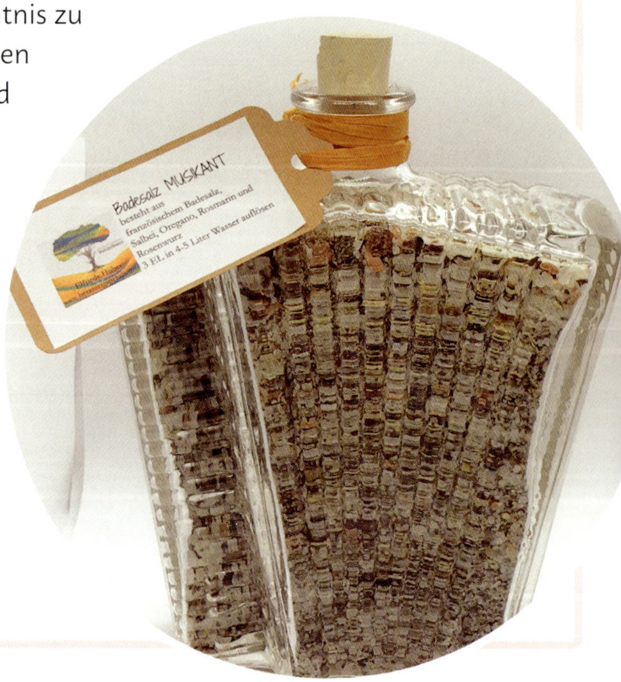

Muttertagssalz

› Zutaten sind feines Kristallsalz, Rosenblüten, Rosenöl

Das Wort Mutter wird auf das indogermanische Stammwort *Mater* zurückgeführt, das über *Muoter* zu *Mutter* wurde. Nicht nur der Name hat sich im Laufe der Geschichte verändert, sondern auch das Bild der Mutter.

Gleichberechtigung ist das große Stichwort und die Herausforderung an heutige Frauen; Freiheit und Verantwortung zugleich. Diese zwei Aspekte zeigt auch die Rose mit ihren Dornen und duftenden Blüten. Sie ist ein Symbol der Mütterlichkeit und steht für Liebe und Schönheit.

Für das Rosensalz verwende ich verschiedenste Rosenblätter; teils aus dem eigenen Garten, teils aus dem berühmten Rosental in Kazanlak/Bulgarien. Auch das Rosenöl, destilliert aus den Blättern der Damaszener Rose, das als kostbarstes Rosenöl der Welt gilt, beziehe ich direkt von dort und erweitere damit die Wirkung des Badezusatzes.

Rosenöl beruhigt und pflegt irritierte und sensible Haut, außerdem wird es auch bei Narben, Verbrennungen, Pigmentflecken und Falten angewendet.

EIN BAD MIT ROSENSALZ LÄSST JEDEN FÜR KURZE ZEIT SICH WIE KAISERIN JOSEPHINE FÜHLEN.

UND DAS IST WIRKLICH VERDIENT!

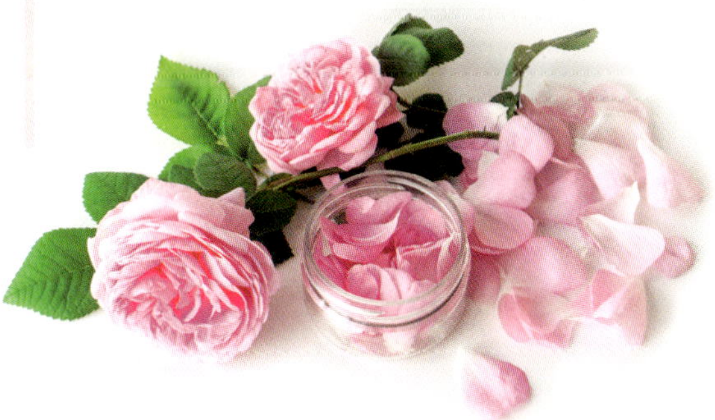

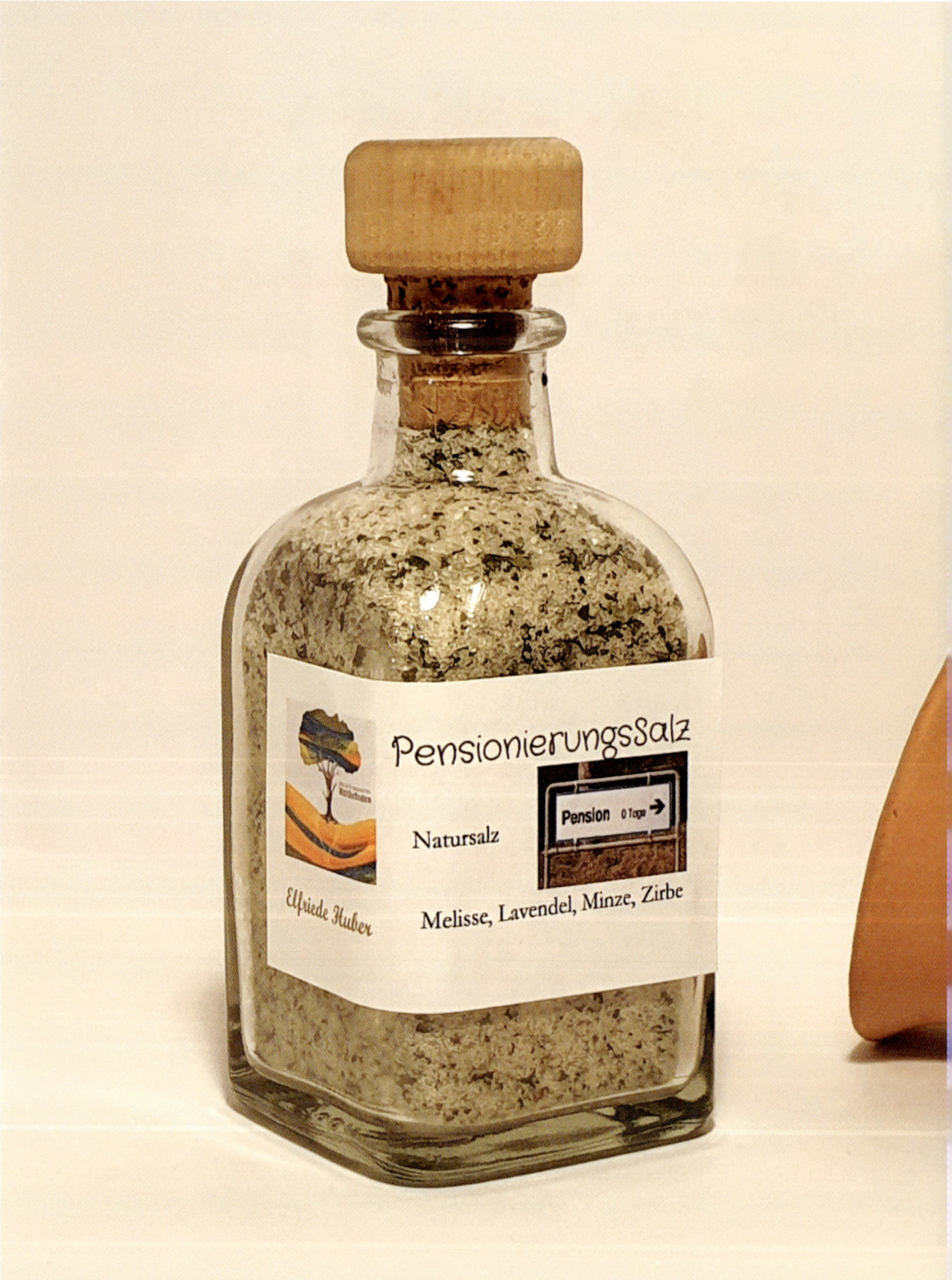

PensionierungsSalz
Natursalz
Pension 0 Tage
Elfriede Huber
Melisse, Lavendel, Minze, Zirbe

Pensionierungssalz

› Zutaten sind Natursalz, Melisse, Lavendel, Minze und Zirbe

Der Ruhestand ist das, worauf man sein ganzes Leben lang hinarbeitet und sich erschrocken wundert, wenn es dann so weit ist. Das Arbeitsleben im Rücken, die neue Freiheit im Blick beginnt das Rentnerdasein, das plötzlich sehr viel freie Zeit verspricht. Doch dem ist in den seltensten Fällen so.

Vielleicht lässt sich ab und zu ein geeignetes Fußbad mit Melisse, Lavendel, Minze und Zirbe einplanen, um für alle anstehenden Aufgaben gut gerüstet zu sein!

Die nervenstärkende **Melisse** kräftigt und belebt, der **Lavendel** beruhigt und desinfiziert, die **Minze** entspannt und lindert Schmerzen. Die **Zirbe** schafft durch ihren Duft Wohlbefinden.

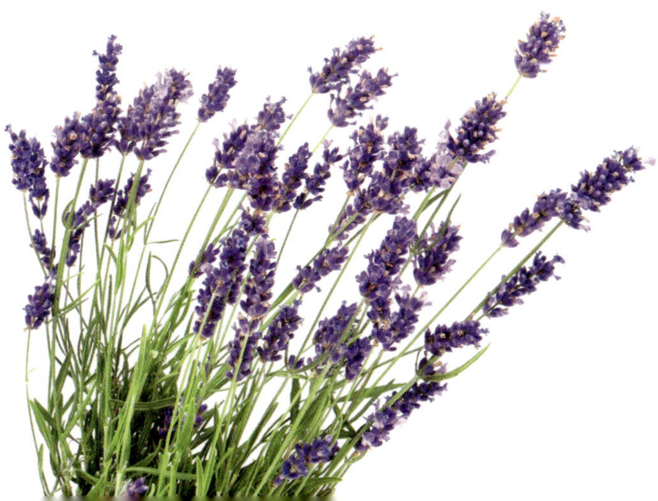

Sportlersalz

› Zutaten sind Quellsalz, Rosenwurz, Beinwell, Heublumen, Zitronenöl

Wussten Sie, dass es Sportarten gibt, die schon 7.000 v. Chr. gespielt wurden? Aus Freude an Gesundheit und Wettbewerb treiben Menschen bereits seit Jahrhunderten Sport.

Fit zu sein ist kein Ziel, sondern eine Lebenshaltung. Sport macht durch die Ausschüttung von Endorphinen glücklich! Für manche von uns, gehören sportliche Aktivitäten einfach zum täglichen Leben. Manch anderen fällt es nicht so leicht, sich zu motivieren Sport zu betreiben. Fitness kann auch unterstützt werden; z. B. mit einem Sportlersalz-Bad, mit Quellsalz als Basis. Dieses ist reich an Mineralien und Spurenelementen und kann die Regeneration des Körpers unterstützen. Außerdem wirken im Sportlersalz Kräfte der Kräuter Rosenwurz, Beinwell und Heublumen.

Rosenwurz ist eine Pflanze aus der Familie der Dickblattgewächse, hat gelbe Blüten und wirkt auf unterschiedlichste Arten.

Die bedeutendste für Sportler ist wohl die, eine durch Stress geschädigte Leistungsfähigkeit zu verbessern oder wiederherzustellen.

Beinwell gehört zu den Raublattgewächsen und lindert Muskel- und Gelenkschmerzen; unterstützt die Wundheilung und kann auch bei Verstauchungen und Quetschungen eingesetzt werden.

Heublumen durchbluten, entspannen die Muskulatur, regen den Kreislauf an und wirken entzündungshemmend. Außerdem duften sie betörend.

Valentinssalz

› Zutaten sind Himalayasalz, Hibiskusblüten, Nelken, Rosengeranie, Rosenholzöl, Rosenöl

Zur Geschichte des Valentinstages gibt es verschiedene Erklärungen, die vom Fest des römischen Gottes der Hirten und der Fruchtbarkeit über den Tag der Ermordung des Bischofs Valentin bis hin zum Hollywood-Idol Rodolfo Valentino reichen. Hierzulande geläufig ist wohl die Theorie, dass der Tag auf den Heiligen Valentin zurückzuführen ist. Der heilige Valentin gilt als Patron der Liebenden, Verlobten und der Bienenzüchter.

Wer Blumen, in diesem Fall Rosen, auf eine etwas andere Art verschenken mag, kann das Valentinstag-Salz verwenden, in dem Himalayasalz, Rosenblätter und Rosenöl verarbeitet sind.

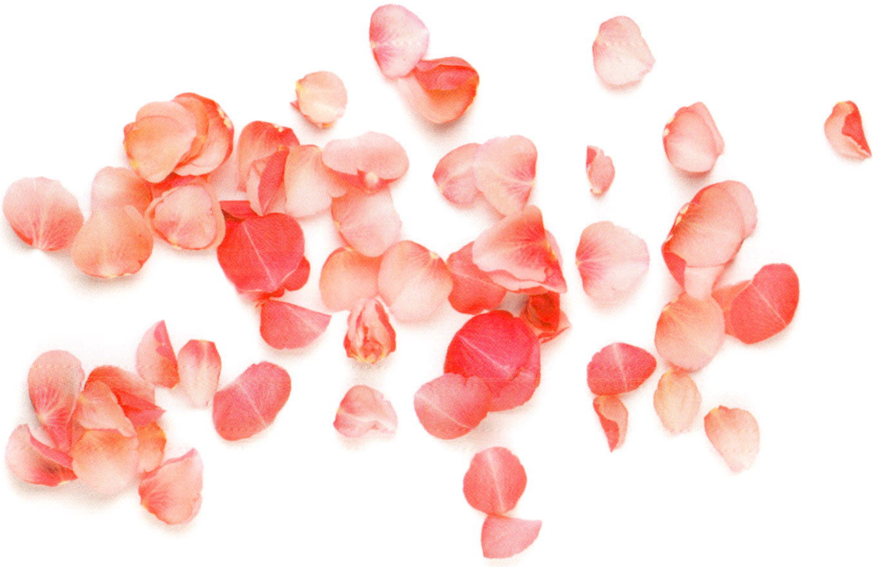

Vilser Stadtsalz

› Zutaten sind grobkörniges Meersalz, Holzasche, Ginseng, Mistelkraut, Korn- und Ringelblumen, Farn

Vils ist die einzige Stadt im Außerfern und nach Rattenberg die zweitkleinste in Tirol. Durch Vils fließt der gleichnamige Fluss, die Vils, ein 36 km langer Zufluss des Lechs. Heute gilt die Stadt als bedeutender Krippenbauort.

In Vils gibt es einige historische Bauten: Die Ruine Vilsegg, um ca. 1220 erbaut, war bis ca. 1540 Wohnsitz der Herren von Hohenegg. Die Hammerschmiede in St. Anna, diente den Herren von Hohenegg als Waffenschmiede. Das Schlößle, das ehemalige Amtshaus der Herren von Hohenegg beim oberen Stadttor, beherbergte im Laufe der Geschichte verschiedene Einrichtungen, heute beheimatet es das Museum der Stadt Vils.

Im Vilser Stadtsalz verbinden sich Tradition und Geschichte mit der modernen Zeit. Der Duft der weiten Welt vermischt mit Düften aus der heimischen Flusslandschaft, lässt eintauchen in die Welt der Ritter und Burgfräulein.

Mischen Sie sich ihr eigenes Stadtsalz, entsprechend der Vegetation Ihres Heimatortes.

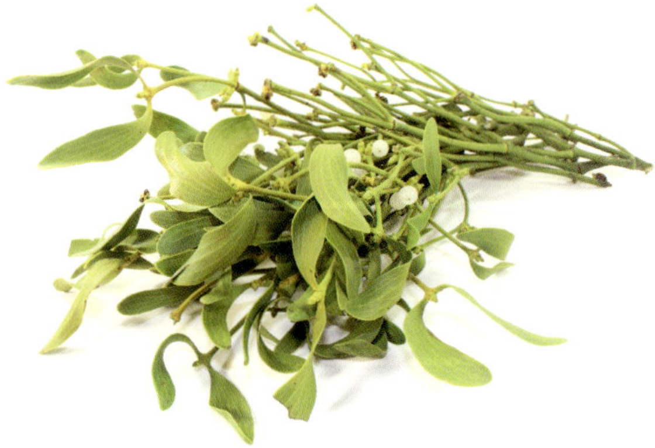

LECHTAL-SALZE

- *Almwiese*
- *Am Lech entlang*
- *Bergkräuter*
- *Bergwald*
- *Dankeschön*
- *Gute Besserung*
- *Zirbenduft*

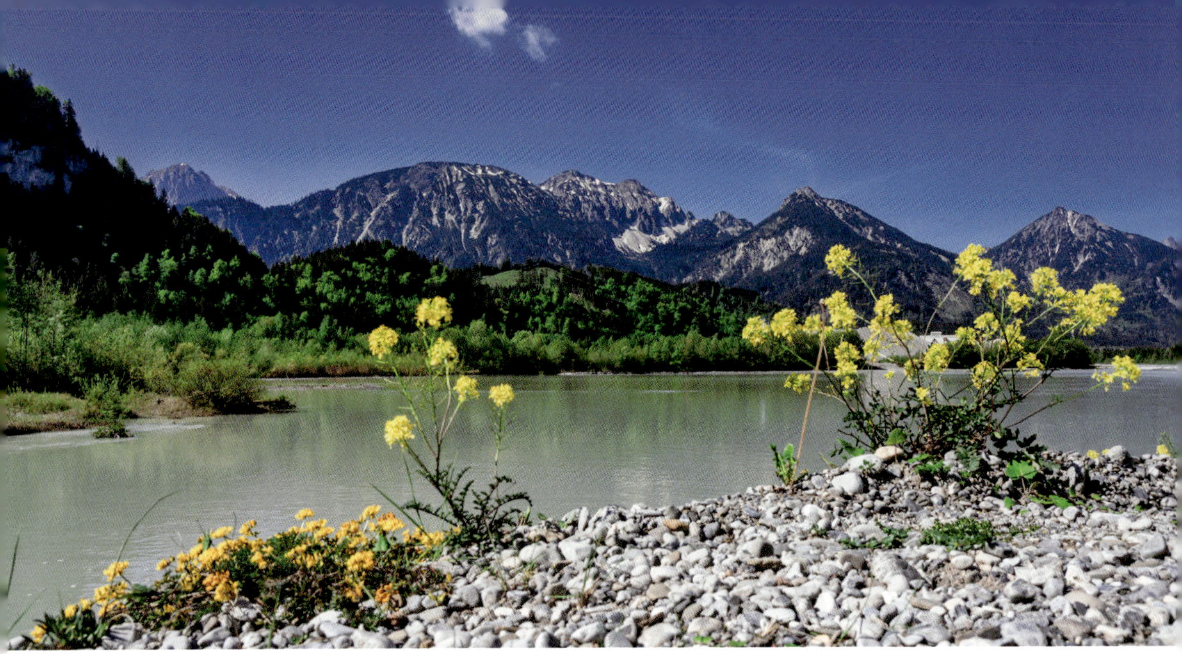

Lechtal-Salze

Der Tiroler Lech ist unverwechselbar! Er ist der letzte Wildfluss im nördlichen Alpenraum und zeigt in seinem breiten Flussbett eine weitgehend natürliche Dynamik mit mächtigen Kies- und Schotterbänken. Ich nenne Fußbad-Salze, deren Kräuter aus diesem speziellen Gebiet kommen, Lechtal-Salze.

In anderen Regionen kann man Salze mit den Kräutern dieser speziellen Gegenden mischen und hat dann ein absolut regionales Salz, das die Qualität der Landschaft nicht nur ausstrahlt, sondern auch beinhaltet.

Badesalze am Beispiel *Lech* sind aus Natursalz, getrockneten Blüten, ausschließlich der speziellen Region, und ätherischen Ölen.

Was wir wissen, ist ein Tropfen,
was wir nicht wissen, ein Ozean.

Isaac Newton

Almwiese

› Quellsalz, Heublumen und Almkräuter der Saison, ätherische Öle nach Wunsch

Die Farbenpracht, der Duft und die Vielfalt der Heilkräuter sind ein Geschenk der Natur. Man trocknet alles, was ungiftig ist und genau hier wächst.

Am Lech entlang

› Quellsalz, Besenheide, Gemswurz, Wacholder, ätherische Öle

Dieses Salz soll die Kraft des Wildbaches bündeln und Stärke und Energie für den Körper bringen. Man nimmt alles, was am Ufer des Flusses wächst und ungiftig ist.

Bergkräuter

› Quellsalz, Beifuß, Thymian, Wacholder, Fichtennadeln, Heublumen, ätherische Öle

Bergkräuter sind naturreine Heilpflanzen mit Heilwirkung, ohne jegliche Zusatzstoffe. Diese Bergkräuter bekommt man oft im Handel, wenn man sie nicht selbst pflücken kann.

Bergwald

› Quellsalz, Zirbenspäne, Farn, Schafgarbe, Harze, ätherische Öle

So nennt man Wälder in Berggebieten, die sich bis zur Waldgrenze erstrecken. Auch hier gibt es bescheidene Pflanzen, die sich als Heilkräuter bewähren. Der eine oder andere Farn ist sicher auch dabei.

Dankeschön

› Quellsalz, Johanniskraut, Farn, Ringelblume, Zirbenspäne, Honigöl

Dankeschön an die wunderschöne Lechlandschaft, bei Ihnen vielleicht an eine andere Region mit ihrer einzigartigen Flora und Fauna. Hier fließen alle Blüten ein, die bevorzugt in diesem Gebiet wachsen.

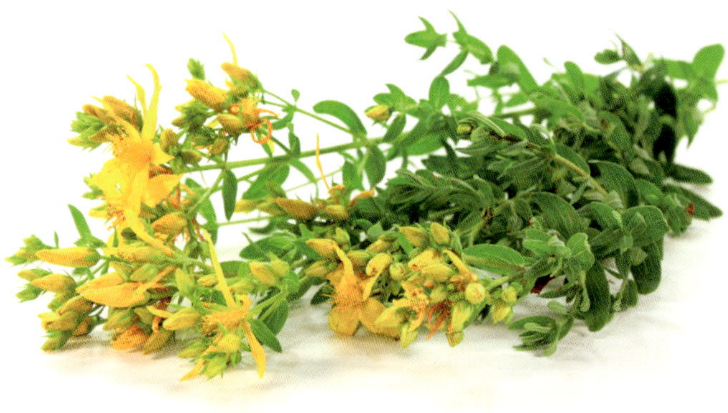

Gute Besserung

› Quellsalz, Distel, Arnika, Frauenmantel, Petersilie, Ringelblume, Schafgarbe, Goldrute, Beeren, Zirbenspäne

So wie sich die Natur um uns sorgt, so achten auch wir auf ein homogenes Gleichgewicht. Zum Inhalt gehören all jene Kräuter, die für die spezielle Krankheit des Beschenkten hilfreich sind.

Zirbenduft

› Natursalz, Zirbenkiefernadeln, Zirbenspäne, Zirbenöl

Zirbenduft entspannt und beruhigt, harmonisiert und stärkt das allgemeine Wohlbefinden. Hier sind fein verriebene Zirbenspäne denkbar, aber auch das ätherische Zirbenöl.

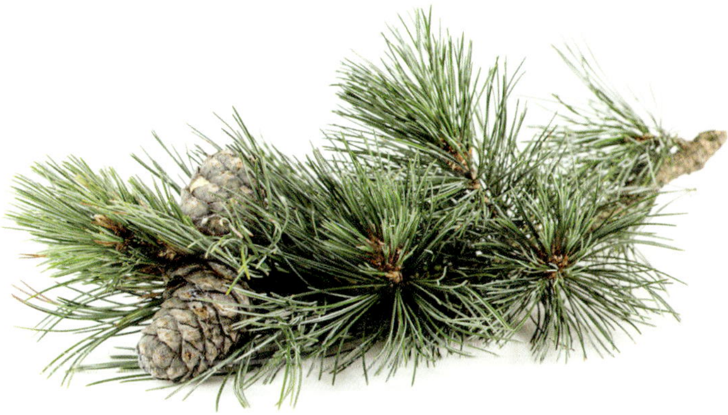

Übersicht und Kurzfassung

JAHRESZEITENSALZE

Die Inhaltsstoffe der Jahreszeitensalze sollen es dem Körper erleichtern, sich auf die jeweilige Jahreszeit einzustimmen.

Frühlingserwachen	Kristallsalz, Primeln, Waldmeister, Gerstengras, Baldrian, Johanniskraut, Palmkätzchen, Rosenholzöl
Sommerlaune	Kristallsalz, Pflanzen der Saison wie Gerbera, Dahlien, Margariten, Rosen, Rosenöl
Herbststimmung	Kristallsalz, Äpfel, Johannisbeeren, Kren, Melanzani, Gurken, Zwetschken, Hagebutten, ozonisiertes Olivenöl
Winterruhe	Kristallsalz, Veilchen, Ginseng, Nelken, Kren, Kurkuma und Zimt, ozonisiertes Olivenöl

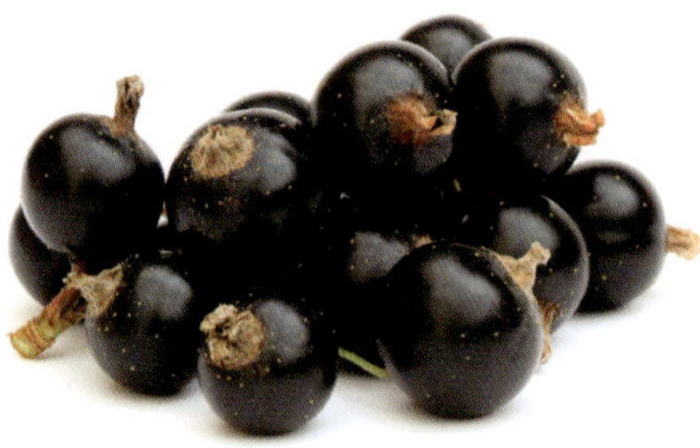

JAHRESKREISSALZE

Die Inhaltsstoffe der Jahreskreissalze sollen es dem Körper erleichtern, sich auf die jeweilige bedeutende Periode einzustimmen.

Fastenzeitsalz/ Wehmutstropfen	Himalayasalz, Wermutkraut, Wermuttinktur, ozonisiertes Olivenöl
Ostersalz	Natursalz, Hyazinthen, Primeln, Hortensien, Veilchenblätteröl, Zitronenöl und Palmarosa-Öl
Advent- und Weihnachtssalz	Kristallsalz, Zimt, Glühweingewürz, Zimtölmischung
Raunächtesalz	Natursalz, Salbei, Wacholder, Weihrauch
Neujahrsalz	Himalayasalz, Holzasche, Mistel, Lorbeerblätter, Ginseng

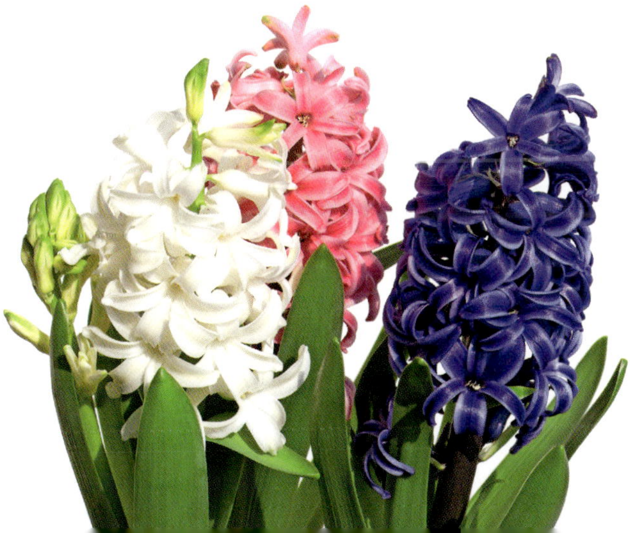

GESUNDHEITSSALZE

Die Fußbadesalze haben einen besonderen Geruch und eine spezielle Wirkung: So können meine Gesundheitsbadesalze bei verschiedenen Beschwerden dank der Heilwirkung der darin verwendeten Kräuter hilfreich eingesetzt werden.

Beruhigungssalz	Steinsalz, Lavendelblüten, Lavendelblütenöl
Cholesterinsalz	Natursalz, Kurkuma, Pfeffer, Senfkörner
Desinfektantsalz	Steinsalz, Nelken, Nelkenblätteröl
Durchblutungssalz	Natursalz, Basilikum, Petersilie, Schnittlauch, Oliven- und Tomatenblätter
Entgiftungssalz	Basensalz, Mariendistel, Koriander, Rotklee, Natron
Entspannungssalz	Himalayasalz, Zitronenmelisse, Zitronenverbene, Zitronenschalen oder -öl
Erkältungssalz	Kristallsalz, Eukalyptusblätter, Eukalyptusöl
Fersenspornsalz	Quell- und Meersalz, Beeren, Zirbenspäne, Ringelblumen, Schafgarbe, Arnika, Petersilie, Frauenmantel, Goldrute, Distel
Harnwegesalz	Natursalz, Preiselbeeren, Preiselbeeröl
Hautbildsalz	Steinsalz, Rosenblätter, Rosenöl
Hautsalz	Natursalz, Beinwell, Ringelblumen, Teufelskralle

Hornhaut-bändigersalz	Meersalz, Zitronenblätter, Ringelblumen, Kamille, Natron, Lavendelöl
Immun-systemsalz	Natursalz, Hagebuttenpulver, Hagebuttenöl
Migränesalz	Steinsalz, Baldrian, Mädesüß, Waldmeister
Munter-machersalz	Natursalz, Herzgespann, Kaffee, Kardamom, Mädesüß, Wacholder, Angelikawurzelöl
Notfallsalz	Kristallsalz, Frauenmantel, Gänseblümchen, Salbei
Ängste/ Schutzengelsalz	Himalayasalz, Nelken, Frauenmantel, Ringelblume, Hibiskus, Zitronenmelisse, Weihrauch, Helichrysumöl, Honigöl
Schweißfüßesalz	Grobkörniges Meersalz, Beifuß, Buchs, Frauenmantel, Lavendel, Minze, Ringelblume, Zirbenspäne
Stoffwechselsalz	Natursalz, Basilikum, Kresse, Lorbeerblätter, Schnittlauch
Verdauungssalz	Natursalz, Anis, Fenchel, Kamille, Kümmel
Verletzungssalz	Quellsalz, Heublumen, Lavendel
Verspannungs-salz	Kristallsalz, Minzenblätter, Pfefferminzöl
Virenkillersalz	Meersalz, Kren, Minze, Salbei, Thymian

GEBURTSTAGSSALZE

Die in den Geburtstagssalzen enthalten Pflanzen und Öle, entsprechen den Bedürfnissen der jeweiligen hauptsächlichen Sternzeichen.

Januar Himalayasalz, Arnika, Beinwell, Kurkuma, Pfeffer, Nelken, Piniennadelöl

Februar Himalayasalz, Amaryllis, Beifuß, Estragon, Hortensie, Storchenschnabel, Palmarosaöl

März Himalayasalz, Himmelschlüssel, Veilchen, Hortensien, Waldmeister, Storchenschnabel, Beifuß, Minze, Melisse, Zitronenverbene, Zitronenöl

April Kristallsalz, Holzasche, Hagebuttenpulver, Heublumen, Primeln, Hyazinthen

Mai Quellsalz, Frauenmantel, Minzen, Lavendel, Waldmeister, Gänse- und Leberblümchen, Ätherische Öle dieser Pflanzen

Juni Himalayasalz, Rosenblüten, Rosenöl

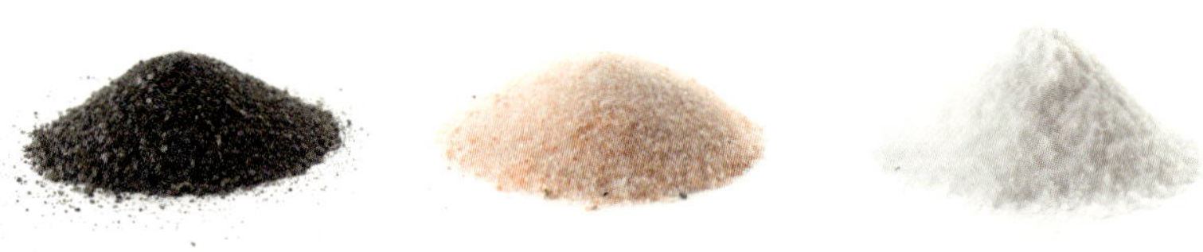

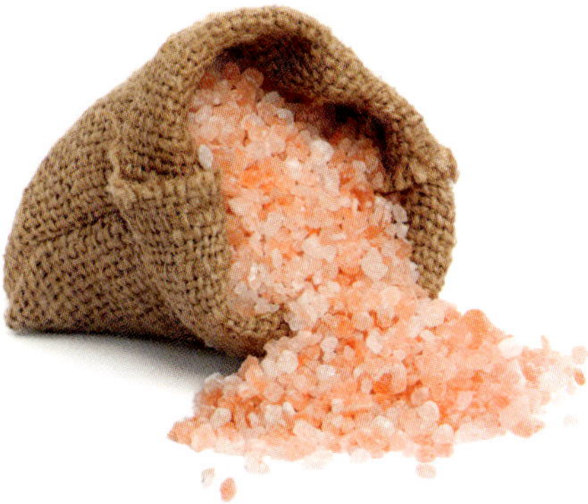

Juli	Himalayasalz, Holzasche, Mistel, Ginseng, Rosenblüten, Rosenöl
August	Natursalz, Dill, Kümmel, Ringelblumen, Kamille, Lorbeer, Rosmarin
September	Himalayasalz, Oliven, Borretsch, Minze, ozonisiertes Olivenöl, Minzöl
Oktober	Himalayasalz, Malve, Borretsch, Goldrute, Palmarosa, Narde, Helichrysum, Preiselbeeröl
November	Himalayasalz, Goldrute, Kren, Lavendel, Dill, Ginseng, Preiselbeeröl
Dezember	Natursalz, Teufelskralle, Beinwell, Mistelkraut, Knoblauch, Hainbuche und Apfel als Essenz

SONDERSALZE

Für die Sondersalze wähle ich Pflanzen und Öle, passend für ein bestimmtes Ereignis.

Babybadesalz	Feines Kristallsalz, Zirbenspäne gemahlen, Anis, Fenchel, Kamille und Kümmel
Energiebadesalz	Quellsalz, Zitronenverbene, Estragon, Minzen, Farn, Zitronenöl
Herzwohlsalz	Kristallsalz, Arnika, Distel, Farn, Baldrian, Herzgespann, Mistel, Weißdorn
Kräuterhexensalz	Himalayasalz, Buchs, Distel, Farn, Pfeffer, Salbei, Teufelskralle, Thuja, Wacholder, Waldmeister, ätherische Öle nach Empfinden
Männersalz	Natursalz, Hopfen, Malz, Knoblauch, Petersilie, Ginseng, Kümmel, Zirbenöl
Musikantsalz	Grobkörniges Meersalz, Salbei, Oregano, Rosmarin, Rosenwurz
Muttertagssalz	Feines Kristallsalz, Rosenblüten, Rosenöl
Pensionierungssalz	Natursalz, Melisse, Lavendel, Minze und Zirbe
Sportlersalz	Quellsalz, Rosenwurz, Beinwell, Heublumen, Zitronenöl
Valentinssalz	Himalayasalz, Hibiskusblüten, Nelken, Rosengeranie, Rosenholzöl, Rosenöl
Vilser Stadtsalz	Grobkörniges Meersalz, Holzasche, Ginseng, Mistelkraut, Korn- und Ringelblumen, Farn

LECHTAL-SALZE

Die regional gehaltenen Lechimpressionen habe ich auf Anregung und in Zusammenarbeit mit dem Naturpark „Tiroler Lech" entwickelt.

Almwiese	Quellsalz, Heublumen und Almkräuter der Saison, ätherische Öle nach Wahl
Am Lech entlang	Quellsalz, Besenheide, Gemswurz, Wacholder, ätherische Öle
Bergkräuter	Quellsalz, Beifuß, Thymian, Wacholder, Fichtennadeln, Heublumen, ätherische Öle
Bergwald	Quellsalz, Zirbenspäne, Farn, Schafgarbe, Harze, ätherische Öle
Dankeschön	Quellsalz, Johanniskraut, Farn, Ringelblume, Zirbenspäne, Honigöl
Gute Besserung	Quellsalz, Distel, Arnika, Frauenmantel, Petersilie, Ringelblume, Schafgarbe, Goldrute, Beeren, Zirbenspäne
Zirbenduft	Natursalz, Zirbenkiefernadeln, Zirbenspäne, Zirbenöl

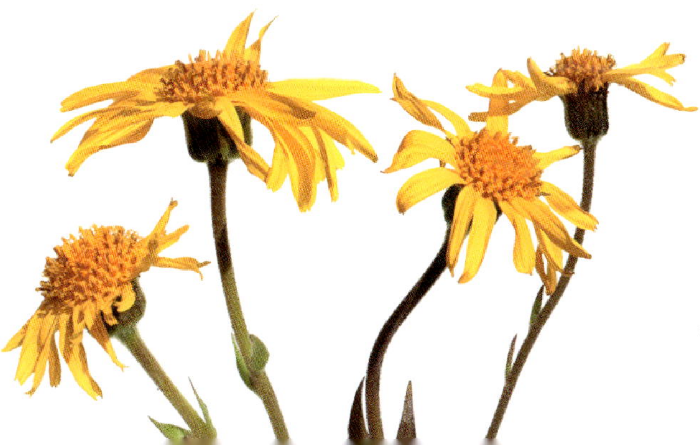

Quellenverzeichnis

Literatur

- *Dick, Ute / Durdel-Hoffmann, Sabine*:
  Gesundheit aus der Kräuterapotheke. ISBN 978-3-86941-273-3
- *Hirsch, Siegrid / Grünberger, Felix*:
  Die Kräuter in meinem Garten ISBN 978-3-902134-79-0
- *Kemptner, Erika*: So helfen und heilen die Bäume
  ISBN 978-37066-2404-6
- *Linford, Jenny*: Heilkräuter erkennen und bestimmen
  ISBN 978-1-4075-6973-4
- *Lockie, Andrew*: Das große Lexikon der Homöopathie
  ISBN 3-8310-0005-0
- *Messner, Gertrude*: Kräuterhandbuch ISBN 3-7066-2360-9
- *Pahlow, Mannfried*: Das große Buch der Heilpflanzen
  ISBN 3-7742-3848-0
- *Treben, Maria*: Gesund leben mit Maria Treben
  ISBN 3-453-03420-1
- *Weidinger, Hermann Josef*: Kräuter für die Seele
  ISBN 3-900504-29-6
- *Wenzel, Stephanie*: Omas Lexikon der Kräuter und Heilpflanzen
  ISBN 3-89897-088-4

Internetquellen

www.heilkräuter.de

www.gesundheit.gv.at

www.kräuter-buch.de

www.mein-schöner-garten.de

Danke

Danke an meine Familie, die mich immer unterstützt und meine Arbeit wohlwollend begleitet. Danke besonders an meine Tochter Ursula, die mit ihrem Fachwissen auch Richtlinien für die Öffentlichkeitsarbeit immer im Blick hat.

Mein größter Dank gehört meiner Schwester Claudia, die mich und meine Broschüre mit viel Geduld und größter Genauigkeit zum vorliegenden Ergebnis geführt hat!

Lebens-, Sozial- und Gesundheitsberatung
Elfriede Huber
Unterdorf 30
A – 6600 Lechaschau
Telefon: +43 676 4000904
E-Mail: *e.huber@tnr.at*
Internet: *www.Beratungspraxis.tirol*

freya BUCHTIPPS

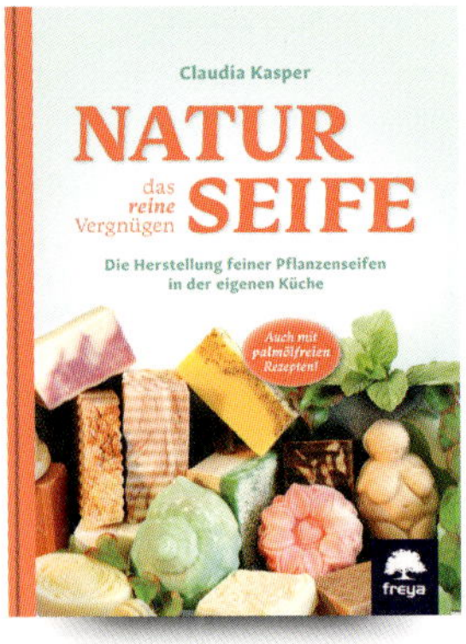

Claudia Kasper

Naturseife, das reine Vergnügen

Die Herstellung feiner Pflanzenseifen in der eigenen Küche

Die Kunst der Seifensiederei gibt es schon seit tausenden von Jahren. Moderne, handgemachte Naturseifen bestehen aus feinen Pflanzenölen wie Olivenöl, Mandelöl, Kokosöl. Verseift werden die Öle mit einer starken Lauge (NaOH). Mit ein wenig Planung und einer guten Waage ist die Herstellung eines duftenden, handgemachten Seifenblocks in der eigenen Küche keine Hexerei.

Zu den 100 Seifenrezepten gibt es interessante Zusatzinformationen, moderne Herstellungsweisen aber auch Herstellungsmethoden der Vergangenheit. Einsatz von Küchengeräten, Herstellung von Seifenmodels, Formen und Farben.

ISBN 978-3-902540-10-2

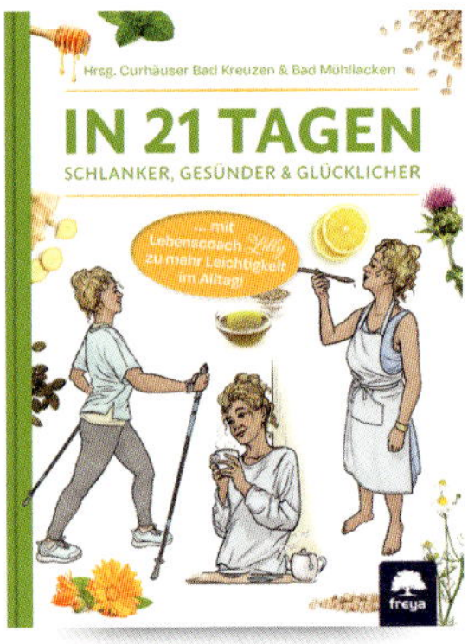

Curhäuser Bad Kreuzen & Bad Mühllacken

In 21 Tagen

schlanker, gesünder & glücklicher

21 Tage lang bekommen die Leserinnen und Leser leicht umsetzbare Tipps aus Ernährung, Wasser & Wickel, Heilkräuter, Bewegung und Lebensordnung sowie schmackhafte Rezepte, die dabei helfen, zu entgiften und Ballast abzuwerfen.

Lilly ist eine fiktive Figur, sie steht stellvertretend für die vielen Menschen, die durch Fasten, Detox, Entschlackung zu neuer Energie und nicht zuletzt zu ihrem Wohlfühlgewicht gefunden haben. Das Mitmachbuch ist ein Begleiter für lebenslustige Frauen, die komplizierte Diäten und strengen Drill satt haben. Mit Kalender zum Tage Abhaken im Buch, Infos zu Anwendungen aus der TEM, und immer mit einem Augenzwinkern ...

ISBN 978-3-99025-436-3

Bildnachweise: Adobe Stock ©:COVER: steinerpicture // KERN: sunward5 S. 2, 5 / mindscapephotos S. 7 / chamillew S. 8 / dream79 S. 10 / FotoHelin S. 14 / emuck S. 15 / Lilli S. 16 / Valerii Honcharuk S. 17 / Madeleine Steinbach S. 18 / Floydine S. 20 / Pixel-Shot (Gläser) S. 22 / AnnaFotyma (Lavendel) S. 22 / Steshnikova S. 28 / marina (Ginsengwurzel) S. 32 / pun photo S. 34 / Rhönbergfoto S. 37 / korsak (Kirschblüten) S. 38 /slawek_zelasko (Zimt) S. 38 / Amy Lv S. 39 / photocrew S. 40 / Olena Rudo S. 42 / Swapan (Nelken) S.46 / AlenKadr (Salz) S. 46 / silencefoto S. 47 / Picture Partners S. 49 / Scisetti Alfio S. 50, 51 / abidika S. 52 / Asray Laleike (Beinwell) S. 54 / Ruckszio (Ringelblume) S. 54, 125 / Iwona (Teufelskralle) S. 54 / TwilightArtPictures S. 56 / farbkombinat S. 57 / NokHoOkNoi S. 62 / Garmon S. 63 / Duncan Andison (Schnittlauch) S. 64 / emmapeel34 (Lorbeer) S. 64 / LuckyRiga (Anis) S.65 / lzf (Fenchel) S. 65 / Beta757 (Kümmel) S. 65 / Composer S. 66 / ExQuisine S. 67 / Hanna (Nelke) S. 72 / Rawpixel.com (Tierkreiszeichen) Illustrationen / Сабина Жуковец (Gladiole) S. 86 / lyubovyaya (Chrysantheme) S. 92 / I.H S. 107 / eAlisa S. 6, 109 / gitusik S. 111 / Marén Wischnewski S. 112 / blende11.photo S. 114 / silencefoto S. 116 / Alfred Tschager S. 7, 117 / Patrick J. S. 118 / M. Schuppich S. 119 / mavrik S. 4, 122 / Ivaylo S. 123 /